Petra Silberbauer

Wechseljahre? Entspann Dich!

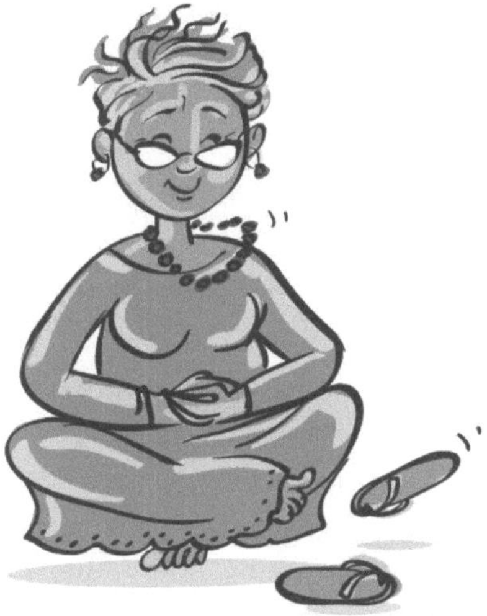

Egal ob Wechseljahre,
Menopause oder
älter werden –
Lächeln, meditieren
und einfach
entspannen mit
30 Meditationen

Bibliographische Information der Deutschen Nationalbibliothek
Die Deutsche Nationalbibliothek verzeichnet diese Publikation in der deutschen Nationalbibliographie; detaillierte bibliographische Daten sind im Internet über http://dnb.d-nb.de abrufbar.

Layout und Satz des Buches: Angelina Schulze

Korrekturlesen: Sonja Esser

Umschlaggestaltung: Angelina Schulze

Verlag:
Angelina Schulze Verlag
Am Mühlenkamp 15, 38268 Lengede
verlag@angelina-schulze.com
https://angelina-schulze-verlag.de

1. Auflage Januar 2023

ISBN: 978-3-96738-224-2

Inhaltsverzeichnis

Einleitung

Dieses Buch soll für Sie ein Wegbegleiter durch die Wechseljahre sein. Ich würde mich freuen, wenn ich Sie in dieser Zeit begleiten dürfte. Ich selbst, stecke gerade mittendrin.

Es ist eine Möglichkeit Körper und Geist in Einklang zu bringen, mit den Veränderungen fertig zu werden und sie anzunehmen.
Eine kleine Auszeit, um Energie aufzutanken.
Eine kleine Auszeit, um Verspannungen zu lösen und den Atem zu beruhigen. Ein paar Worte, um zu wissen, es geht nicht nur mir so. Die Informationen bei den Chakra Meditationen ersetzen keinen Arztbesuch. Es soll Ihnen helfen, Körperzusammenhänge besser zu verstehen.

In meiner Zeit als Autorin habe ich weit über 400 Texte geschrieben, die man in meinen Büchern findet. Die Texte entstanden aus meinen Gedanken und sind einzigartig. Bei der Anzahl kann es sein, dass man Ähnlichkeiten im Netz findet. Dies wäre rein zufällig.

Wenn Sie meine Bücher kennen, werden Sie Ähnlichkeiten mit anderen Geschichten finden. Ich habe versucht, sie passend für die Wechseljahre abzuändern. Ferner verwende ich dabei die Du-Form.

Ich möchte Ihnen ein paar Entspannungstechniken vorstellen.
Finden Sie heraus, was Ihnen guttut.

Dieses Buch ist kein Garant für Entspannung. Es soll Ihnen Ideen auf dem Weg dorthin geben. Sollten Sie beim Lesen ein Unwohlsein verspüren oder sollten in irgendeiner Form Probleme auftreten, brechen Sie bitte sofort ab.
Nun wünsche ich Ihnen eine gute Entspannung und eine positive Einstellung für Ihren neuen Lebensabschnitt.

Ich wünsche Ihnen einen angenehmen Fluss des Lebens.

Progressive Muskelentspannung

(Als Zählzeit für die Anspannung habe ich in der Geschichte fünf Atemzüge gewählt. Du kannst diese Zeit gerne verkürzen oder verlängern.)

Wähle für die heutige Entspannung gerne die Rückenlage als Ausgangsposition aus.

Strecke Deine Beine am Boden aus und lasse sie locker auseinanderfallen.

Möchtest Du sie für mehr Wohlbefinden im Rücken lieber aufstellen?

Dann kannst Du das gerne tun.

Lasse Deine Beine dann in der aufgestellten Position locker zueinander fallen.

Lege Deine Arme in einer für Dich angenehmen Position ab.

Du kannst gerne Deine Hände auf Deinen Handkanten ablegen.

Spanne so wenig Muskeln an, wie nötig.

Spüre nach, wie Du auf der Unterlage aufliegst.

Mache es Dir so bequem wie möglich.

Bei Bedarf verändere gerne noch etwas.

Nimm Deinen Körper wahr, wie er sich genau in diesem Moment anfühlt.

Lenke Deine Aufmerksamkeit auf Deinen Kopf und lasse ihn sanft von rechts nach links rollen, bis er sich wieder mittig eingependelt hat.

Du kommst immer mehr in der Ruhe und in der Stille bei Dir an.

Dein Geist bekommt die Möglichkeit für eine kleine Pause und kann somit lernen zur Ruhe kommen zu dürfen.

Ich lade Dich ein, durch An- und Entspannung Deiner Muskulatur zur Ruhe zu finden.

Gib Dir Zeit, diese Entspannungstechnik einmal auszuprobieren und kennenzulernen.

Bleibe wertfrei und denke daran, dass kein Tag gleich ist.

Beim nächsten Mal kann es schon leichter gehen.

Auf Deiner Entspannungsreise begleitet Dich Dein Atem.

Er geschieht ohne Dein Zutun.

Er ist der Anker Deines Lebens.

Er versorgt Dich automatisch mit neuer Energie.

Schließe nun mit Deiner nächsten oder übernächsten Ausatmung Deine Augen, wenn es nicht schon längst geschehen ist.

Du kannst Dein Augenmerk so leichter auf Dich selbst lenken, da äußere Einflüsse kaum wahrgenommen werden können.

Wenn es Dir möglich ist, folge meinen Worten.

Gehe dabei achtsam mir Dir und Deinem Körper um.

Spanne nun Dein rechtes Bein an.

Ziehe die Zehen Deines rechten Beines in Richtung Nasenspitze hin und schiebe gleichzeitig die Ferse ganz weit weg von Dir.

Automatisch spannst Du so Deinen Ober- und Unterschenkel des rechten Beines an.

Wenn es Dir möglich ist, hebe mit der Einatmung Dein rechtes Bein ein paar Zentimeter vom Boden ab.

Halte diese Anspannung für fünf Atemzüge.

Lasse nach Deinen Atemzügen, Dein rechtes Bein mit der Ausatmung entspannt zum Boden sinken.

Spüre nach und lasse los.

Spanne nun Dein linkes Bein an.

Ziehe die Zehen Deines linken Beines in Richtung Nasenspitze hin und schiebe gleichzeitig die Ferse ganz weit weg von Dir.

Automatisch spannst Du so Deinen Ober- und Unterschenkel des linken Beines an.

Wenn es Dir möglich ist, hebe mit der nächsten Einatmung Dein linkes Bein ein paar Zentimeter vom Boden ab.

Halte diese Anspannung für fünf Atemzüge.

Lasse nach Deinen Atemzügen Dein linkes Bein mit der Ausatmung entspannt zum Boden sinken.

Spüre nach und lasse los.

Bilde nun mit Deiner dominanten Hand eine Faust und spanne Deine Hand an.

Nimm zu dieser Anspannung auch Deinen dominanten Arm mit dazu.

Wenn es Dir möglich ist, hebe mit der nächsten Einatmung Deinen dominanten Arm ein paar Zentimeter vom Boden ab.

Halte diese Anspannung für fünf Atemzüge.

Lasse nach Deinen Atemzügen Deinen dominanten Arm mit der Ausatmung entspannt zum Boden sinken.

Öffne Deine Faust, spüre nach und lasse los.

Bilde nun mit Deiner anderen Hand eine Faust und spanne Deine Hand an.

Nimm zu dieser Anspannung Deinen Arm mit dazu.

Wenn es Dir möglich ist, hebe mit der nächsten Einatmung Deinen Arm ein paar Zentimeter vom Boden ab.

Halte diese Anspannung für fünf Atemzüge.

Lasse nach Deinen Atemzügen Deinen Arm mit der Ausatmung entspannt zum Boden sinken.

Öffne Deine Faust, spüre nach und lasse los.

Spanne nun Dein Gesäß an.

Wenn es Dir möglich ist, zwicke Dein Gesäß mit der nächsten Einatmung fest zusammen und hebe Dein Gesäß ein paar Zentimeter vom Boden ab.

Halte diese Anspannung für fünf Atemzüge.

Lasse nach Deinen Atemzügen Dein Gesäß mit der Ausatmung entspannt zum Boden sinken.

Spüre nach und lasse los.

Wenn es Dir möglich ist, spanne nun Deine gesamte Bauchdecke mit der Einatmung an und ziehe sie nach innen in Richtung Wirbelsäule.

Halte diese Anspannung für fünf Atemzüge.

Lasse nach Deinen Atemzügen Deine Bauchdecke mit der Ausatmung wieder entspannen.

Spüre nach und lasse los.

Wenn es Dir möglich ist, schiebe nun Deine Schulterblätter mit der Einatmung in den Boden und hebe Deinen Brustkorb ein paar Zentimeter vom Boden ab.

Halte diese Anspannung für fünf Atemzüge.

Öffne gleichzeitig Dein Herz und lasse die Liebe zu Dir selbst fließen.

Lasse nach Deinen Atemzügen Deinen Brustkorb mit der Ausatmung wieder sinken.

Spüre nach und lasse los.

Lasse Deine Schultern entspannt auf dem Boden liegen.

Wenn es Dir möglich ist, ziehe nun Deine Schultern mit der Einatmung ganz nahe zu Deinen Ohren heran, sodass sich Dein Hals kürzer anfühlt.

Halte diese Anspannung für fünf Atemzüge.

Lasse nach Deinen Atemzügen die Schultern mit der Ausatmung wieder in ihre Ausgangsposition zurückgleiten.

Spüre nach und lasse los.

Lasse Deine Schultern entspannt auf dem Boden liegen.

Wenn es Dir möglich ist, ziehe nun Deine Schultern mit der Einatmung ganz weit weg von Deinen Ohren, sodass sich Dein Hals länger anfühlt.

Halte diese Anspannung für fünf Atemzüge.

Lasse nach Deinen Atemzügen die Schultern mit der Ausatmung wieder in ihre Ausgangsposition zurückgleiten.

Spüre nach und lasse los.

Lasse Deinen Kopf entspannt auf dem Boden liegen und ruhen.

Wenn es Dir möglich ist, hebe Deinen Kopf mit der Einatmung ein paar Zentimeter vom Boden ab.

Halte diese Anspannung für fünf Atemzüge.

Lasse nach Deinen Atemzügen den Kopf mit der Ausatmung wieder zum Boden sinken.

Spüre nach und lasse los.

Wenn es Dir möglich ist, ziehe Dein Kinn mit der nächsten Einatmung in Richtung Brustbein und mache ein Doppelkinn.

Du bringst so Länge in Deinen Hals.

Halte diese Anspannung für fünf Atemzüge.

Bringe nach Deinen Atemzügen Dein Kinn mit der Ausatmung wieder in die Ausgangsposition zurück.

Spüre nach und lasse los.

Dein Kopf ruht entspannt und mittig auf dem Boden.

Wenn es Dir möglich ist, rolle Deinen Kopf mit der nächsten Ausatmung sanft nach rechts.

Lasse dabei Deinen Ausatem so lange geschehen, wie es Dir möglich ist und Du Dich dabei wohlfühlst.

Wenn Du wieder einatmen musst, findet Dein Kopf wieder zur Mitte zurück.

Wenn es Dir möglich ist, rolle Deinen Kopf mit der nächsten Ausatmung sanft nach links.

Lasse dabei Deinen Ausatem so lange geschehen, wie es Dir möglich ist und Du Dich dabei wohlfühlst.

Wenn Du wieder einatmen musst, findet Dein Kopf wieder zur Mitte zurück.

Spüre nach und lasse los.

Stelle Dir nun vor, Du beißt in eine Zitrone (oder Limette als Variation) und machst ein zitronensaures Gesicht.

Wenn es Dir möglich ist, spanne mit Deiner nächsten Einatmung Deine Stirn, Deine Augen, Deine Nase, Deinen Mund und Deinen Kiefer an.

Alles kräuselt sich dabei zu Deiner Nasenspitze hin.

Halte diese Anspannung für fünf Atemzüge.

Lasse nach Deinen Atemzügen Dein Gesicht mit der Ausatmung wieder entspannen.

Spüre nach und lasse los.

Wenn es Dir möglich ist, spanne nun Deinen ganzen Körper mit der nächsten Einatmung an.

Hebe Deine Arme und Beine ein paar Zentimeter vom Boden ab.

Spanne Dein Gesäß an und ziehe Deine Bauchdecke zur Wirbelsäule hin.

Hebe Deinen Brustkorb ein paar Zentimeter vom Boden ab und öffne Dein Herz.

Hebe Deinen Kopf ein Stück vom Boden und ziehe Dein Kinn sanft in Richtung Brustbein.

Beiße in Deiner Vorstellung in eine Zitrone (oder Limette) hinein und spanne alle Gesichtsmuskeln an.

Öffne Deine Augen.

Strecke Deine Zunge heraus.

Wenn möglich, halte diese Anspannung für fünf Atemzüge.

Lasse nach Deinen Atemzügen die Anspannung mit der Ausatmung im ganzen Körper los.

Spüre nach und lasse los.

Wiederhole diese Anspannung gerne noch einmal.

Du fühlst Dich ruhig, gelöst und entspannt.

Du bist ruhig, gelöst und entspannt.

Lenke Deine Aufmerksamkeit wieder auf Deinen Körper.

Wie fühlt er sich im Vergleich zum Anfang der Entspannung an?

Kannst Du einen Unterschied feststellen?

Lenke Deine Aufmerksamkeit in Deinen Atem.

Lasse Deine Atemzüge wieder tiefer und intensiver werden und spüre, wie Du Dich gerne wieder bewegen möchtest.

Räkle und strecke Dich, so wie am Morgen, wenn Du aufstehst.

Öffne Deine Augen, wenn dies nicht schon längst geschehen.

Nimm Dir die Zeit, die Du brauchst, um über die Seite zum Sitzen zu kommen.

Wenn Du in der Ruhe bleiben möchtest, komme über die rechte Seite zum Sitzen zurück.

Wenn Du aktiv werden möchtest, komme über die linke Seite zum Sitzen zurück.

Diese Erklärung ob rechte oder linke Seite, findest Du im Yin Yoga wieder.

Wie hat Dir diese Art der Entspannung gefallen?

Autogenes Training

Nimm eine Körperhaltung ein, in der Du die nächsten Minuten möglichst bewegungsarm und achtsam entspannen kannst.

Schenke Deine Aufmerksamkeit Deinem Atem und nimm ihn bewusst wahr, ohne ihn beeinflussen zu wollen.

Spüre Deinen Fluss des Atems.

Wenn Du bereit bist, schließe mit Deiner nächsten oder übernächsten Ausatmung Deine Augen.

Dein Körper ruht auf der Unterlage.

Nimm seine Kontaktpunkte wahr.

Mit jedem weiteren Atemzug lasse Dich tiefer in Deine Unterlage hineinsinken.

Du wirst von der Erde getragen und kannst alle An- und Verspannungen in sie abfließen lassen.

Erlaube Deinem Körper und Deinem Geist zur Ruhe zu kommen.

Du bist ruhig, gelöst und entspannt.

Wenn Du möchtest, folge nun meinen Worten.

Stelle Dir in Gedanken und vor Deinem geistigen Auge nachfolgende Körperregionen vor.

Wir beginnen von unten nach oben.

Lenke Deine Aufmerksamkeit auf Deine Füße.

Deine Füße haben einen guten Kontakt zum Boden.

Nimm Deine Füße bewusst wahr.

Sprich Dir nun wortlos und im Stillen folgende Sätze vor:

„Mein rechter Fuß ist schwer.“ (3x)

„Ich bin ruhig, gelöst und entspannt“.

„Mein linker Fuß ist schwer“. (3x)

„Ich bin ruhig, gelöst und entspannt“.

„Mein rechtes Bein ist schwer“. (3x)

„Ich bin ruhig, gelöst und entspannt“.

„Mein linkes Bein ist schwer“. (3x)

„Ich bin ruhig, gelöst und entspannt“.

Nimm Deine Hände bewusst wahr.

Sie geben Dir die Möglichkeit zu tasten, zu spüren, zu halten, zu streicheln, zu stützen und zu fühlen.

Sprich Dir nun wortlos und im Stillen folgende Sätze vor:

„Meine rechte Hand ist schwer“. (3x)

„Meine linke Hand ist schwer“. (3x)

„Ich bin ruhig, gelöst und entspannt“.

Nimm Deine Arme bewusst wahr.

Sie helfen Dir bei vielen Bewegungsabläufen.

Sprich Dir nun wortlos und im Stillen folgende Sätze vor:

„Mein rechter Arm ist schwer“. (3x)

„Mein linker Arm ist schwer“. (3x)

„Ich bin ruhig, gelöst und entspannt“.

Nimm Deine Schultern bewusst wahr.

Lasse den Ballast von Deinen Schultern fallen.

Packe dazu alles, was Dich belastet in einen Rucksack hinein und stelle ihn ganz weit weg von Dir.

Sprich Dir nun wortlos und im Stillen folgende Sätze vor:

„Meine Schultern sind schwer“. (3x)

„Ich bin ruhig, gelöst und entspannt“.

Nimm Deinen Nacken bewusst wahr.

Er unterstützt Dich dabei, Deinen Kopf aufrecht zu halten.

Sprich Dir nun wortlos und im Stillen folgende Sätze vor:

„Mein Nacken ist schwer“. (3x)

„Ich bin ruhig, gelöst und entspannt“.

Nimm Dein Gesäß bewusst wahr.

Tagtäglich sitzt Du darauf.

Sprich Dir nun wortlos und im Stillen folgende Sätze vor:

„Mein Gesäß ist schwer“. (3x)

„Ich bin ruhig, gelöst und entspannt“.

Nimm Deinen Bauch bewusst wahr.

Dort befindet sich der Solarplexus.

Dieser gehört zum vegetativen Nervensystem und hilft Dir, leichter zu entspannen.

Bedanke Dich bei Deinem Bauchgefühl, das Dir bei Deinen Entscheidungen hilfreich zur Seite steht.

Sprich Dir nun wortlos und im Stillen folgende Sätze vor:

„Mein Bauch ist schwer". (3x)

„Ich bin ruhig, gelöst und entspannt".

Nimm Deinen ganzen Rücken bewusst wahr.

Deine Wirbelsäule richtet Dich auf.

Sprich Dir nun wortlos und im Stillen folgende Sätze vor:

„Mein Rücken ist schwer". (3x)

„Ich bin ruhig, gelöst und entspannt".

Ich spüre bewusst meinen ganzen Körper.

Ich bedanke mich für dieses Wunderwerk der Schöpfung.

Sprich Dir nun wortlos und im Stillen folgende Sätze vor:

„Mein Körper ist schwer". (3x)

„Ich bin ruhig, gelöst und entspannt".

PAUSE.

Stelle Dir nun vor, die Sonne scheint auf Deinen Körper.

Sprich Dir nun wortlos und im Stillen folgende Sätze vor:

„Mein rechter Fuß ist strömend warm". (3x)

„Mein linker Fuß ist strömend warm“. (3x)

„Mein rechtes Bein ist strömend warm“. (3x)

„Mein linkes Bein ist strömend warm“. (3x)

„Meine rechte Hand ist strömend warm“. (3x)

„Meine linke Hand ist strömend warm“. (3x)

„Mein rechter Arm ist strömend warm“. (3x)

„Mein linker Arm ist strömend warm“. (3x)

„Meine Schultern sind strömend warm“. (3x)

„Mein Nacken ist strömend warm“. (3x)

„Mein Gesäß ist strömend warm“. (3x)

„Mein Bauch ist strömend warm“. (3x)

„Mein Rücken ist strömend warm“. (3x)

„Mein ganzer Körper ist strömend warm“. (3x)

PAUSE.

Lasse Deinen Atem geschehen.

Der Atem gleicht einer Welle, die beim Einatmen nach oben schwingt und beim Ausatmen nach unten schwingt.

Der Atem gleicht dem Hin- und Herschwingen von Baumwipfeln.

Sprich Dir nun wortlos und im Stillen folgende Sätze vor:

„Mein Atem geht ruhig und gleichmäßig“. (3x)

„Es ist ein friedvoller Atem“.

PAUSE.

Spüre nun in Dein Herz hinein.

Du spürst Deinen warmen, linken Arm.

Die Wärme strömt bis tief in Dein Herz hinein.

Ein sanfter, warmer Hauch weht über das Herz.

Es lässt die Liebe zu Dir selbst und zu anderen fließen.

Sage Dir nun wortlos und im Stillen folgenden Satz vor:

„Mein Herz schlägt ruhig und gleichmäßig“. (3x)

PAUSE.

Stelle Dir nun vor, eine Wärmflasche liegt auf Deinem Bauch und wärmt Dich.

Sage Dir nun wortlos und im Stillen folgenden Satz vor:

„Mein Sonnengeflecht ist strömend warm“. (3x)

PAUSE.

Nimm nun Deine Stirn bewusst wahr.

Stelle Dir vor, eine sanfte Brise weht über Deine Stirn.

Sage Dir nun wortlos und im Stillen folgende Sätze vor:

„Meine Stirn ist angenehm kühl“. (3x)

„Ich bin ruhig, gelöst und entspannt“.

Die Ruhe strömt durch meinen Körper, meinen Geist und meine Seele.

PAUSE.

Nimm nun Dein Gesicht bewusst wahr.

Sage Dir nun wortlos und im Stillen folgenden Satz vor:

„Mein Gesicht ist gelöst und entspannt".

„Ich lasse alle Anspannung in meinem Gesicht los".

„Ich gebe alle Anspannungen ab und schiebe sie weit weg von mir".

„Meine Lider ruhen schwer auf meinen Augen".

„Mein drittes Auge ist schwer und entspannt".

„Meine Augenbrauen sind schwer und entspannt".

„Meine Wangen sind schwer und entspannt".

„Mein Kinn ist schwer und entspannt".

„Mein Mund ist locker und entspannt".

„Mein Kiefer ist entspannt und locker".

„Meine Zunge liegt gelöst und schwer im Mund".

„Meine Nase ist entspannt und schwer".

„Meine Ohren sind entspannt und schwer".

„Meine Stirn ist entspannt und glatt".

„Meine Kopfhaut ist entspannt und schwer".

„Meine Kopfkrone ist entspannt und schwer“.

„Mein Gesicht und mein Kopf sind entspannt und schwer“.

PAUSE.

Spüre noch einmal in Deinen Körper hinein.

Wie fühlst Du Dich?

Öffne langsam wieder die Augen und nimm den Raum um Dich herum wahr.

Bringe wieder Bewegung in Deinen Körper und fühle Dich erfrischt und wie neu.

Fühle Dich so erholt, wie nach einem guten Schlaf.

Wenn Du so weit bist, komme wieder zum Sitzen zurück.

Lasse Deinem Kreislauf ein wenig Zeit dazu.

Ich hoffe, die Entspannung hat Dir gutgetan.

Autogenes Training: Infos und Affirmationen

Wenn Dir das „Autogene Training“ bekannt ist, kannst Du es immer wieder verändern und für Deinen persönlichen Bedarf abstimmen.

Gehe dabei einen Schritt nach dem anderen.

Starte zuerst mit dem Gefühl der Schwere.

Du kannst nach dem Gefühl Schwere meines vorherigen Textes aufhören.

Du kannst das Gefühl der Wärme dranhängen oder nur den Text für die Wärme ansprechen.

Danach kommen die Atemlenkung, das Herz, die Stirn und der Solarplexus dazu.

Gerne auch wieder nur ein Teil davon.

Du hast auch die Möglichkeit, Affirmationen zu vermitteln.

Wichtig dabei ist immer, dass Du die gleichen Sätze und Formulierungen verwendest.

Es soll eine Autosuggestion sein.

Hier ein paar Vorschläge für Affirmationen:

1.) Affirmation für die Charakterbildung und die Selbsterkenntnis:
   - Ich bin zuversichtlich.
   - Ich nehme mich an, so wie ich bin.
   - Ich bin hilfsbereit.
   - Ich akzeptiere, dass mein Körper Veränderungen in den Wechseljahren durchlebt.

2.) Affirmation für Bilder und Zielsetzungen:
- Ich schaffe mein Projekt.
- Ich fühle mich wohl in meinem Zuhause.
- Ich gehe achtsamer mit mir um.
- Ich fühle mich in meinen Wechseljahren wohl.
-

3.) Affirmation für Werte
- Ich bin ehrlich.
- Ich bin hilfsbereit.
- Ich bin für meine Freunde da.
- Ich bin dankbar.

4.) Affirmation Wahrnehmung von Gegenständen und Farben:
- Ich nehme meine Unterlage wahr.
- Ich nehme meine Decke wahr.
- Ich nehme den blauen Himmel wahr.
- Ich nehme meine Umwelt wahr.

5.) Affirmation für Reisen:
- Ich stehe auf dem Gipfel eines Berges.
- Ich reise auf den Meeresgrund.
- Ich gehe am Meer spazieren.
- Ich mache eine Fahrradtour.

Verwende auch für das Gefühl der Wärme oder der Schwere ebenfalls die gleichen Formulierungen.

Hier ein paar Beispiele:

- Meine Arme sind schwer
- Meine Arme sind warm und schwer
- Meine Arme sind ganz schwer
- Meine Arme sind ganz schwer und ganz warm usw.
- Ich bin ruhig,
- Ich bin ganz ruhig.
- Ich bin entspannt.
- Ich bin ganz ruhig, gelöst und entspannt.

Ich wünsche Dir, dass Du Deine Art für diese Entspannungstechnik findest.

Autogenes Training: Wechseljahre

Nimm eine Körperhaltung ein, in der Du die nächsten Minuten möglichst bewegungsarm und achtsam entspannen kannst.

Schenke Deine Aufmerksamkeit Deinem Atem und nimm ihn bewusst wahr, ohne ihn beeinflussen zu wollen.

Spüre Deinen Fluss des Atems.

Wenn Du bereit bist, schließe mit Deiner nächsten oder übernächsten Ausatmung Deine Augen.

Dein Körper ruht auf der Unterlage.

Nimm seine Kontaktpunkte wahr.

Mit jedem weiteren Atemzug lasse Dich tiefer in Deine Unterlage hineinsinken.

Du wirst von der Erde getragen und kannst alle An- und Verspannungen in sie abfließen lassen.

Erlaube Deinem Körper und Deinem Geist zur Ruhe zu kommen.

Du bist ruhig, gelöst und entspannt.

Wenn Du möchtest, folge nun meinen Worten.

Sage Dir nun wortlos und im Stillen folgende Sätze vor:

„Ich akzeptiere die Veränderungen meines Körpers in den Wechseljahren“. (4 bis 6 x)

„Ich fühle mich ruhig, gelöst und entspannt“.

„Ich fühle mich wohl mit und in meinen Wechseljahren“. (4 bis 6 x)

„Ich fühle mich ruhig, gelöst und entspannt“.

„Ich genieße die sanfte Brise beim Spaziergang am Meer“. (4 bis 6 x)

„Ich fühle mich ruhig, gelöst und entspannt“.

„Mein Körper nimmt eine angenehme Kühle wahr“. (4 bis 6 x)

„Ich fühle mich ruhig, gelöst und entspannt“.

Spüre noch einmal in Deinen Körper hinein.

Wie fühlst Du Dich?

Öffne langsam wieder die Augen und nimm den Raum um Dich herum wahr.

Bringe wieder Bewegung in Deinen Körper und fühle Dich erfrischt und wie neu.

Fühle Dich so erholt, wie nach einem guten Schlaf.

Wenn Du so weit bist, komme wieder zum Sitzen zurück.

Lasse Deinem Kreislauf ein wenig Zeit dazu.

Ich hoffe, die Art von Entspannung hat Dir gutgetan.

Körperreise „Loslassen“

Lege Dich so hin, dass es Dir gut und immer besser geht.

Du kannst Dich auch gerne für eine andere Ausgangsposition entscheiden.

Wähle eine angenehme Position für Deine Arme und Beine.

Bringe Deine Wirbelsäule in eine angenehme Länge.

Ziehe Deine Schulterblätter sanft unter Deinen Körper und spüre,
wie sich dabei Deine Brust etwas öffnen kann.

Wenn es nicht schon längst geschehen ist, schließe Deine Augen und pendle Deinen Kopf mittig ein.

Du kommst auf Deinem Platz an und findest immer mehr zur Ruhe.

Diese Ruhe breitet sich sanft in Deinem ganzen Körper aus.

Lasse Deinen Atem geschehen.

Der Anker Deines Lebens fließt von allein.

Gedanken und Geräusche mögen kommen und gehen, so wie die Wolken am Himmel.

Bleibe ein ferner Beobachter und lasse sie vorbeiziehen.

Für eine Bewertung oder Beurteilung ist später Zeit.

Das Gedankenkarussell darf eine Pause machen.

Zeit für Dich und Zeit für Deinen Körper.

Zeit für Ruhe und Stille.

Lenke Deine Aufmerksamkeit auf Deine Atmung.

Spüre, wie sich Deine Bauchdecke beim Einatmen hebt und beim Ausatmen wieder senkt.

Wenn Du möchtest, lege gerne Deine Hände auf Deinen Bauch, um Deinen Atemrhythmus intensiver wahrnehmen zu können.

Es fühlt sich wie eine sanfte Wellenbewegung an.

Du kannst Dir auch gerne das Aufblasen eines Luftballons beim Einatmen vorstellen.

Mit der Ausatmung fließt die Luft des Luftballons wieder hinaus.

Wenn Du möchtest, lade ich Dich auf eine Reise durch Deinen Körper ein.

Ich spreche verschiedene Körperteile an und Du versuchst dabei loszulassen und zu entspannen.

Entspannung kann man mit der Zeit lernen.

Bleibe wertfrei und bleibe geduldig.

Lasse uns beginnen.

Ich lasse alle Anspannungen in meinen Zehen los.

Ich lasse alle Anspannungen in meinen Zehen los.

Ich lasse alle Anspannungen in meinen Fußsohlen los.

Ich lasse alle Anspannungen in meinen Fußsohlen los.

Meine Zehen und meine Fußsohlen fühlen sich entspannt an.

Meine Zehen und meine Fußsohlen liegen sanft auf der Unterlage auf.

Ich lasse alle Anspannungen in meinen Füßen los.

Ich lasse alle Anspannungen in meinen Füßen los.

Ich lasse alle Anspannungen in meinen Beinen los.

Ich lasse alle Anspannungen in meinen Beinen los.

Meine Füße und meine Beine fühlen sich entspannt an.

Meine Füße und Beine liegen sanft auf der Unterlage auf.

Ich lasse alle Anspannungen in meinen Knien los.

Ich lasse alle Anspannungen in meinen Knien los.

Meine Knie fühlen sich entspannt an.

Meine Knie liegen sanft auf dem Boden auf.

Die Kniekehlen wölben sich sanft und ein kleiner Hohlraum entsteht.

Ich lasse alle Anspannungen in meinen Fingern los.

Ich lasse alle Anspannungen in meinen Fingern los.

Ich lasse alle Anspannungen in meinen Händen los.

Ich lasse alle Anspannungen in meinen Händen los.

Meine Finger und meine Hände fühlen sich entspannt an.

Meine Finger und meine Hände liegen sanft auf der Unterlage auf.

Ich lasse alle Anspannungen in meinen Armen los.

Ich lasse alle Anspannungen in meinen Armen los.

Meine Arme fühlen sich entspannt an.

Meine Arme liegen sanft auf der Unterlage auf.

Ich lasse alle Anspannungen in meinem Gesäß los.

Ich lasse alle Anspannungen in meinem Gesäß los.

Mein Gesäß fühlt sich entspannt an.

Mein Gesäß liegt sanft auf dem Boden auf.

Ich lasse alle Anspannungen in meinen Schultern los.

Ich lasse alle Anspannungen in meinen Schultern los.

Meine Schultern fühlen sich entspannt an.

Meine Schultern liegen sanft auf dem Boden auf.

Ich lasse alle Anspannungen in meinem Nacken los.

Ich lasse alle Anspannungen in meinem Nacken los.

Mein Nacken fühlt sich entspannt an.

Mein Nacken liegt sanft auf meiner Unterlage auf.

Ich lasse alle Anspannungen in meinem unteren Rücken los.

Ich lasse alle Anspannungen in meinem unteren Rücken los.

Ich lasse alle Anspannungen in meinem mittleren Rücken los.

Ich lasse alle Anspannungen in meinem mittleren Rücken los.

Ich lasse alle Anspannungen in meinem oberen Rücken los.

Ich lasse alle Anspannungen in meinem oberen Rücken los.

Ich lasse alle Anspannungen in meinem ganzen Rücken los.

Ich lasse alle Anspannungen in meinem ganzen Rücken los.

Mein unterer, mein mittlerer und mein oberer Rücken fühlen sich entspannt an.

Mein ganzer Rücken fühlt sich entspannt an.

Mein unterer, mein mittlerer und mein oberer Rücken liegen sanft auf der Unterlage auf.

Mein ganzer Rücken liegt sanft auf der Unterlage auf.

Ich lasse alle Anspannungen in meinem unteren Bauch los.

Ich lasse alle Anspannungen in meinem unteren Bauch los.

Ich lasse alle Anspannungen in meinem mittleren Bauch los.

Ich lasse alle Anspannungen in meinem mittleren Bauch los.

Ich lasse alle Anspannungen in meinem oberen Bauch los.

Ich lasse alle Anspannungen in meinem oberen Bauch los.

Ich lasse alle Anspannungen in meinem Bauch los.

Ich lasse alle Anspannungen in meinem Bauch los.

Mein unterer, mein mittlerer und mein oberer Bauch fühlen sich entspannt an.

Mein Bauch fühlt sich entspannt an.

Ich lasse alle Anspannungen in meinem Kopf los.

Ich lasse alle Anspannungen in meinem Kopf los.

Ich lasse alle Anspannungen in meinem Gesicht los.

Ich lasse alle Anspannungen in meinem Gesicht los.

Mein Kopf und mein Gesicht fühlen sich entspannt an.

Mein Kopf liegt sanft auf der Unterlage auf.

Meine Gesichtszüge fühlen sich weich an.

Ich lasse meinen Atem fließen.

Ich lasse meinen Atem fließen.

Mein Atem fließt friedvoll.

Ich lasse alle Anspannungen in meinem Körper los.

Ich lasse alle Anspannungen in meinem Körper los.

Mein Körper fühlt sich entspannt an.

Mein Körper liegt sanft auf der Unterlage auf.

Spüre in Deinen Körper hinein.

Dein Körper wird in den Wechseljahren vor eine große Aufgabe gestellt.

Man kommt sich wie in der zweiten Pubertät vor.

Die Hormone spielen gerne einmal verrückt und man meint, jemand anders steckt in seinem eigenen Körper.

Das Aussehen verändert sich und oftmals hadert man mit sich selbst.

Das ist der Lauf der Zeit.

Lerne damit umzugehen und Dich so anzunehmen, wie Du bist.

Denn Du bist und bleibst einzigartig.

Mit diesen Veränderungen bist Du nicht allein.

Rede mit anderen Menschen darüber oder hole Dir ärztliche Hilfe.

Es gibt auch natürliche Produkte zur Unterstützung.

Ich bin mir sicher, Du schaffst das.

Kehre nun wieder zu Deinem Körper zurück.

Wie fühlst Du Dich in diesem Moment?

Ich hoffe gut.

Lasse nun tief in Deinem Herzen einen innigen Wunsch entstehen.

Einen Wunsch, der für Dich in Erfüllung gehen soll.

Vielleicht folgender: „Ich komme gut durch die Wechseljahre“.

Wiederhole Deinen Wunsch nun in der Stille dreimal für Dich.

Ich wünsche Dir, dass er für Dich in Erfüllung geht.

PAUSE.

Lasse Deine Atemzüge wieder tiefer und intensiver werden.

Spüre, wie die Energie in Deinen Körper zurückkehrt.

Du fühlst Dich erfrischt und gestärkt.

Du fühlst Dich wohl.

Öffne Deine Augen, wenn dies nicht schon längst geschehen ist.

Nimm Deine Umgebung wieder bewusst wahr.

Bringe jetzt die Bewegung in Deinen Körper, nachdem es ihm verlangt.

Vielleicht möchtest Du Dich räkeln, Dich strecken, Dich dehnen oder Dich mobilisieren?

Höre auf Deine innere Stimme und höre auf Deinen Körper.

Wenn Du so weit bist und in der Ruhe bleiben möchtest, komme über Deine rechte Seite zum Sitzen zurück.

Wenn Du aktiv werden möchtest, komme über Deine linke Seite zum Sitzen zurück.

Du fühlst Dich ruhig, gelöst und entspannt.

Danke, dass Du mich auf diese Körperreise begleitet hast.

Anmerkung: Du kannst diese Körperreise noch durch andere Körperteile ergänzen oder auch Körperteile weglassen.
Du kannst die Sätze einmal wiederholen oder auch mehrmals.
Es kommt darauf an, wieviel Zeit Du hast.

Kühlender Fächer

Diese Zeit gehört Dir selbst und Du brauchst nichts weiter zu tun als meiner Stimme zuzuhören.

Nimm eine mühelose und entspannte Haltung ein.

Schließe nun sanft Deine Augenlider und bleibe ganz bei Dir.

Gedanken kommen, nimm sie unbeteiligt, wie ein ferner Beobachter, zur Kenntnis und lasse sie einfach weiterziehen, ohne ihnen nachzugehen und sie zu bewerten.

Wandere mit Deiner Aufmerksamkeit zu Deinem Atem.

Spüre, wie die Atemluft mit Deiner Einatmung in Dich hineinströmt und Dich mit neuer Energie versorgt.

Spüre, wie die Atemluft mit Deiner Ausatmung aus Dir herausströmt und alles, was Du nicht mehr benötigst, von Dir wegträgt.

Dies geschieht alles ruhig und gleichmäßig.

Der Anker Deines Lebens ist immer für Dich da.

In den Wechseljahren gibt es Tage und Momente der Hitzewallungen.

Vielleicht ist heute genau so ein Tag.

Dann stelle Dir mit Deiner nächsten oder übernächsten Ausatmung vor, dass das Hitzegefühl aus Dir herausströmt und sich eine sanfte Kühlung einstellt.

Lasse mit Deinem Atem eine Wellenbewegung entstehen.

Die Wärme verlässt mit Deiner Ausatmung Deinen Körper.

Die kühlende Atemluft hält mit Deiner Einatmung Einzug in Deinen Körper.

Es fühlt sich wie eine sanfte Brise an, die zart über Deinen Körper streicht und die Hitze in Deinem Körper ausgleicht.

Richte nun Dein Augenmerk nach innen.

Wie fühlst Du Dich?

Lausche und spüre der Wellenbewegung Deines Atems nach.

Vielleicht magst Du Dir auch einen Fächer vorstellen, der Dir eine Kühlung verschafft.

Diesen Fächer kannst Du für Dich innerlich oder äußerlich anwenden.

Spüre nach, was Du genau in diesem Moment brauchst.

Bleibe hier für einen Moment.

Ich hole Dich dann wieder zurück.

PAUSE.

Lenke Deine Aufmerksamkeit wieder auf Deinen Körper.

Vielleicht konnte ich Dir ein wenig Linderung verschaffen?

Öffne langsam wieder Deine Augen und bewege Deine Gliedmaßen.

Wenn Du so weit bist, komme wieder zum Sitzen zurück.

Ich hoffe, Du konntest den Fächer spüren.

Körperreise: „Kühlender Energieball“

Ich lade Dich auf eine Reise durch Deinen Körper ein.

Schalte dazu Dein Handy und Dein Telefon auf lautlos und lege es ganz weit weg von Dir.

Störende, äußerliche Einflüsse können so vermieden werden.

Eine wohltuende Zeit für Dich kann beginnen.

Hast Du es Dir schon auf Deiner Unterlage bequem gemacht?

Dies kann in einer sitzenden oder in einer liegenden Position sein.

Es ist Deine Reise und Du sollst Dich dabei wohl fühlen.

Wenn es nicht schon längst geschehen ist, schließe Deine Augen.

Stelle Dir nun einen Energieball vor.

Lasse vor Deinem geistigen Auge ein Bild davon entstehen.

Wie groß ist Dein Ball?

Welche Farbe hat Dein Ball?

Dieser Energieball hat magische Kräfte.

Er kann Dir Energie und Wärme spenden.

Er kann Dir Energie und Kühle spenden.

Er kann Deine Anspannungen, Deine Schmerzen, Deine Sorgen und Deinen Kummer aufsaugen und wie von Zauberhand verschwinden lassen.

Er kann Dir auch Fragen beantworten, die Dir auf der Zunge liegen.

Lassen wir den Energieball auf seine Reise gehen.

Du entscheidest auf Deiner Reise, ob Du heute das Gefühl der Wärme oder der Kühle benötigst.

Den Anfang dazu macht Deine rechte Fußsohle.

Der Ball bewegt sich über Deine rechte Fußsohle und berührt jeden einzelnen Zeh des rechten Fußes.

Es fühlt sich wie eine angenehme Fußmassage an.

Die Intensität dazu entsteht in Deiner Fantasie.

Die Reise geht weiter zu Deiner rechten Ferse, zu Deiner Achillessehne und zu Deiner Wade.

Sanft umkreist der Energieball Dein rechtes Knie und wandert über Deinen rechten Oberschenkel hinauf in Dein rechtes Hüftgelenk.

Dort kommt der Ball mit Deinem Becken in Kontakt.

Die Reise geht weiter zu Deinem Rücken.

Zum unteren, zum mittleren und zum oberen Rücken.

Wenn es eine Stelle gibt, an der Du länger verweilen möchtest, dann mache das gerne.

Die Reise geht weiter zu Deinem rechten Schultergelenk.

Der Ball zweigt zu Deinem rechten Arm, zu Deiner rechten Hand und zu den fünf Fingern der rechten Hand ab.

Auf seinem Rückweg umkreist er Deinen rechten Ellbogen.

Er massiert Deinen Nacken und kommt bei Deinem Kopf an.

Schließlich erreicht er die höchste Stelle Deines Kopfes, den Scheitelpunkt.

Spüre in Deine Kopfkrone und in Deine ganze rechte Körperseite hinein.

Bleibe wertfrei und nimm einfach nur wahr.

Der Energieball beginnt auf der anderen Seite seinen Weg nach unten.

Er wandert auf der linken Kopfseite nach unten und massiert anschließend Deinen Nacken.

Der Ball zweigt an Deinem linken Schultergelenk ab zu Deinem linken Arm, Deiner linken Hand und Deinen linken fünf Fingern.

Auf seinem Rückweg zurück zum Schultergelenk umkreist er Deinen linken Ellbogen.

Der Weg geht über die Wirbelsäule weiter nach unten.

Die linke Seite des oberen, des mittleren und des unteren Rückens.

Sanft wird das linke Becken und das linke Hüftgelenk erreicht.

Es geht über den linken Oberschenkel hinunter zum linken Knie.

Hier erfolgt wieder eine sanfte Umkreisung.

Schließlich folgt die Wade, die Ferse, die fünf Zehen und die linke Fußsohle.

Auch die linke Fußsohle wird sanft massiert.

Das Ende der Reise ist erreicht.

Der Energieball verabschiedet sich nun von Deinem Körper.

Wie fühlst Du Dich?

Möchtest Du noch eine sanfte Gesichtsmassage?

Dann lasse den Energieball sanft über Dein Gesicht kreisen.

Möchtest Du noch eine Bauchmassage?

Dann lasse den Energieball sanft über Deinen Bauch streichen.

Möchtest Du noch eine sanfte Kopfhautmassage?

Dann lasse den Energieball sanft über Deine Kopfhaut streichen.

Gibt es noch eine Stelle, die Deiner Aufmerksamkeit bedarf?

Dann hast Du jetzt noch die Gelegenheit dazu.

Du möchtest dem Energieball noch Fragen stellen?

Dann hast Du jetzt die Möglichkeit dazu.

Höre genau zu, vielleicht kannst Du die Antworten hören?

Wenn Du so weit bist, bedanke Dich beim Energieball und lasse ihn los.

Spüre in Deinen Körper hinein.

Wie fühlst Du Dich?

Ruhig, gelöst und entspannt?

Schüttle Deine Arme und Beine einmal aus und komme von Deiner Reise zurück.

Öffne Deine Augen und finde über das Sitzen wieder zum Stehen zurück.

Anker des Lebens

Bewege Dich wirbelsäulengerecht zu Boden und finde Dich in der Rückenlage ein.

Lasse Deine Beine locker auseinanderfallen, oder wenn Du sie aufgestellt hast, locker zueinander fallen.

Lege Deine Arme in einer für Dich angenehmen Position ab.

Lasse dabei gerne Deine Handinnenseiten in Richtung Decke schauen.

Du bist somit bereit, eine positive Energie aufzunehmen.

Bedarf es von Deiner Seite aus eines Abgebens oder eines Loslassens?

Dann lasse Deine Handinnenseiten in Richtung Boden schauen.

Ziehe Deine Schultern weit weg von Deinen Ohren und lasse sie entspannt auf Deiner Unterlage liegen.

Ziehe Dein Kinn sanft in Richtung Brustbein und lasse Deinen Nacken lang werden.

Bei Bedarf unterlege Deinen Kopf mit einem Kissen.

Wenn es Dir möglich ist, atme tief in Deinen Bauch ein und fülle Deinen Körper mit neuer Energie auf.

Dein Bauch wölbt sich aufgrund Deiner Einatmung sanft nach außen.

Wenn Du wieder ausatmest, senkt sich Dein Bauch wieder und Du gibst nach außen ab, was Du nicht mehr benötigst.

Spüre dem nach.

Wenn es Dir möglich ist, atme nun tief in Deinen Brustkorb hinein.

Dein Brustkorb hebt sich aufgrund Deiner Einatmung sanft an und Deine Rippenbögen weiten sich.

Wenn Du ausatmest, schließen sich Deine Rippenbögen wieder und Dein Brustkorb senkt sich.

Wenn es Dir möglich ist, atme nun tief in Deinen Kehlkopf hinein.

Dein Kehlkopf bewegt sich mit Deinem Atemzug sanft auf und ab.

Wenn es Dir möglich ist, atme nun tief in Deinen Bauch, in Deinen Brustkorb und in Deinen Kehlkopf hinein.

Die Intensität dieser Atmung entscheidest Du.

Gehe dabei achtsam mit Dir und Deinem Körper um.

Bleibe wertfrei.

Mit Deinem nächsten oder übernächsten Atemzug bedanke Dich bei Deinem Körper für alles, was er für Dich tut.

Bedanke Dich bei Deinem Anker des Lebens.

Spüre in Deinen Körper hinein und lasse alle Anspannungen und Verspannungen los.

Was möchtest Du noch in die Erde abgeben?

Verweile hier für einen Moment.

Ich hole Dich dann wieder zurück.

PAUSE.

Gib alles, was Du nicht mehr brauchst, in die Erde ab.

Die Gedanken kommen und die Gedanken gehen.

Gib auch Deinem Geist die Möglichkeit zu entspannen und zur Ruhe zu kommen.

Gib Dir auch Zeit, Deinen eigenen Körper wieder neu zu entdecken.

In den Wechseljahren verändert sich Dein Körper.

Du bist immer noch „Du“.

Dein Körper und Dein Lebensweg verändern sich im Laufe der Zeit.

Dein Horizont verändert sich.

Versuche aufkommende Gedanken in das Positive zu lenken.

Versuche aufkommende Gefühle in eine Positivität zu lenken.

Lerne Dich so zu akzeptieren, wie Du bist und so ist es gut.

Du bist weiterhin einzigartig.

Im Leben kommt es auf die inneren Werte an.

Äußerlichkeiten werden oft überbewertet.

Freunde Dich mit Dir selbst wieder an.

Sage einmal: „Ja“ zu Dir selbst.

Spüre dem nach.

PAUSE.

Du magst Dich doch ganz gern, oder?

Dann zaubere nun ein Lächeln in Dein Gesicht.

Nimm wahr, wie sich dieses Lächeln in Deinem ganzen Körper ausbreitet.

Wie fühlt sich das an?

Ich bin mir sicher – gut.

Öffne langsam Deine Augen und komme wieder im Hier und Jetzt an.

Bringe eine sanfte Bewegung in Deinen Körper.

Wenn es Dir guttut, hole beide Beine zu Dir heran und mache Dich ganz klein.

Entlaste und mobilisiere damit Deinen unteren Rücken.

Wenn Du so weit bist, komme wieder zum Sitzen zurück.

Mache Dich noch einmal ganz lang in Deiner Wirbelsäule und komme wirbelsäulengerecht zum Stehen zurück.

Atemübungen schenken Deinem Körper mehr Energie.

Probiere es doch gerne aus.

Ein wunderbares Wesen

Du machst es Dir auf Deinem Entspannungsplatz bequem.

Wenn Du möchtest, hole beide Knie nahe an Deinen Körper heran und mobilisiere kurz Deinen unteren Rücken.

Strecke anschließend beide Beine wieder aus.

Du kommst in Ruhe und in Stille an Deinem Platz an.

Wenn Du möchtest, schließe Deine Augen.

Bilder können so leichter vor Deinem geistigen Auge entstehen.

Spüre Deinen Körper bewusst.

Dein Körper fühlt sich angenehm schwer an.

Deine Hände und Arme fühlen sich ganz schwer an.

Dein Nacken und Deine Schultern fühlen sich ganz schwer an.

Dein Rücken fühlt sich ganz schwer an.

Dein Gesäß fühlt sich ganz schwer an.

Deine Füße und Deine Beine fühlen sich ganz schwer an.

Dein Körper ist angenehm warm.

Deine Hände und Arme fühlen sich angenehm warm an.

Dein Nacken und Deine Schultern fühlen sich angenehm warm an.

Dein Rücken fühlt sich angenehm warm an.

Dein Gesäß fühlt sich angenehm warm an.

Dein Bauch fühlt sich angenehm warm an.

Deine Füße und Beine fühlen sich angenehm warm an.

Du fühlst Dich wohl in Deinem Körper.

Deine Atmung fließt ruhig und gleichmäßig.

Sie plätschert sanft vor sich hin.

Dein Gesicht ist ganz entspannt und gelöst.

Dein Kopf fühlt sich frei und leicht an.

Wenn Du möchtest, schließe Deine Augen.

Lenke Deine Aufmerksamkeit auf Deinen Atem.

Spüre, wie Dein ganzer Körper atmet.

Spüre Deinen Atem und die Luft, die Deinen Körper umgibt.

Nimm Deine Aura wahr.

Spüre die Sanftheit, die Güte, die Umarmung Deines Atems und die Luft in dem Raum, in dem Du Dich gerade befindest.

Kannst Du Dir vorstellen, wie Du von der Luft getragen und von Deinem Atem sanft hin und her geschaukelt wirst?

Man könnte glatt meinen, Du befindest Dich in einem Schaukelstuhl oder in einer Hängematte.

Durch Deinen natürlichen Atemfluss fühle Dich so angenommen, wie Du bist.

Als ein wunderbares Wesen.

Liebe Dich mit jedem Atemzug selbst immer mehr.

Stelle Dir mit jedem Einatmen vor, das Gefühl der Liebe strömt in Deinen Körper hinein.

Diese Liebe strömt in jede Zelle Deines Körpers.

Diese Liebe gibt Dir ein gutes Körpergefühl.

Mit jedem Ausatmen fließen unschöne Bewertungen und Negativität von Dir davon.

Du bist erfüllt vom Licht der Freude und des Glücks.

Vielleicht kannst Du Dich nun mit anderen Augen sehen?

Vielleicht kannst Du nun das Gute und das Schöne in Dir sehen?

Das würde mich sehr freuen.

Dein Atemerlebnis neigt sich dem Ende zu.

Atme noch einmal tief ein und aus.

Nimm eine körperliche Bewegung dazu, um wieder in die Realität zurückzukommen.

Wenn es nicht schon längst geschehen ist, öffne Deine Augen.

Danke, dass Du mich auf dieses Atemerlebnis begleitet hast.

Spiegelbild

Finde Dich nun in einer Position ein, in der Du gut verweilen kannst.

Vielleicht hast Du ja einen bestimmten Ort der Ruhe und Stille?

Vielleicht hast Du Deine Entspannungsposition bereits gefunden?

Oder bist Du noch am Experimentieren?

Wenn Du möchtest, schließe nun Deine Augen, um ganz bei Dir sein zu können.

Vielleicht möchtest Du auch ein „Bitte-nicht-stören-Schild“ vor Deine Türe hängen.

Ich lade Dich heute auf eine Fantasiereise zu Deinem eigenen Spiegelbild ein.

Du hast richtig gehört.

Ich lade Dich ein, Dich mit anderen Augen zu sehen und wahrzunehmen.

Du wirst sehen, es ist gar nicht so schwer.

Stelle Dir nun einen Raum in Deiner Fantasie vor.

In Deiner Fantasie ist alles möglich.

In diesem Raum befindet sich ein Standspiegel.

Dieser Spiegel ist ein ganz besonderer Spiegel.

Bleibe wertfrei und lasse Dich auf diesen Spiegel ein.

Es wird ein schönes Erlebnis.

Vertraue mir.

Du gehst auf den Spiegel zu und wirfst einen Blick in den Spiegel.

Aus dem Spiegel schaust Du heraus.

Skeptisch betrachtest Du Dich.

Der Mensch neigt dazu, gleich in eine Bewertung und in eine Beurteilung überzugehen.

Gedanken wie: „Ich bin zu dick“, „Ich habe eine schiefe Nase“, oder „Ich schaue nicht gut aus“, spuken schnell in unseren Köpfen herum.

Manchmal dauert es, bis sie auch wieder verschwinden.

Wie geht es Dir dabei?

Unser Spiegel ist ein besonderer Spiegel.

Er sieht nicht nur die Oberflächlichkeit und die Hülle eines Menschen.

Nein, er kann tief in das Herz eines Menschen hineinblicken.

Er lässt den Menschen in einem ganz anderen Licht erscheinen.

Der Mensch, der er wirklich ist.

Der Mensch, mit seinen inneren Werten.

Der Mensch, der Du bist.

Bist Du bereit?

Ich freue mich schon auf unsere Entdeckungsreise.

Du wagst erneut einen Blick in den Spiegel.

Du siehst Deine Statur.

Du siehst Deinen Kopf, Deinen Rumpf, Deinen Bauch, Deine Arme und Deine Beine.

Du siehst Deine Größe.

Zeichne in Gedanken Deine Konturen einfach einmal nach.

Stelle Dir vor, Du hältst einen Pinsel in Deiner Hand und dieser Standspiegel wäre eine Leinwand.

Schau einmal genau hin.

Du schaust in Dein Gesicht.

Was siehst Du?

Du siehst Deine Augen.

Welche Augenfarbe hast Du?

Blaue Augen, braune Augen, grüne Augen oder eine Mischung?

Du siehst Deine Nase und Deinen Mund.

Ist Deine Nase lang oder kurz?

Ist Deine Nase dick oder dünn?

Wie sieht Dein Mund aus?

Sind Deine Mundwinkel nach unten oder nach oben gezogen?

Sind Deine Lippen zusammengepresst?

Vielleicht sind sie zusammengepresst, weil Du gar nicht in den Spiegel schauen möchtest?

Dann strecke Dir doch selbst einmal die Zunge heraus.

Der Bann ist gebrochen.

Du beginnst zaghaft zu lächeln.

Dieses Lächeln wird langsam größer und vielleicht entwickelt sich daraus sogar ein Lachen.

Schau mal in den Spiegel wie schön Dein Gesicht jetzt aussieht.

Siehst Du auch das Glitzern in Deinen Augen?

Das sieht wunderschön aus.

Du siehst wunderschön aus.

Welche Haarfarbe hast Du?

Blond, braun, grau oder schwarz?

Vielleicht sind schon ein paar graue Strähnchen sichtbar?

Na und?

Das macht Dich irgendwie geheimnisvoll und klug.

Sogar viel interessanter.

Welche Frisur hast Du?

Lange Haare, kurze Haare, ein paar Locken oder eine Dauerwelle?

Auf alle Fälle sieht alles für mich sehr stimmig aus.

Denn das bist Du und macht Deine Persönlichkeit aus.

Da entdeckst Du am Kinn ein kleines Grübchen.

Deine ganz persönliche Note.

Ich finde, es sieht richtig süß aus.

Welche Kleidung trägst Du heute?

Bist Du ein sportlicher oder lässiger Typ?

Trägst Du Schuhe oder nur Socken?

Vielleicht bist Du auch barfuß?

Stehst Du aufrecht vor dem Spiegel oder machst Du Dich lieber klein?

Vielleicht versteckst Du Dich gerne und möchtest am liebsten unsichtbar sein?

Probiere einmal Beides aus und spüre nach, wie es sich auf Deinen Körper auswirkt und anfühlt.

Lege nun die Hand auf Dein Herz.

Spüre Deinen Herzschlag.

Spüre das Pulsieren und die Energie des Lebens in Dir.

Schenke Dir ein inneres Lächeln und blicke nun in Dein Spiegelbild.

Hat sich etwas verändert?

Wie sieht Deine Zeichnung aus?

Schließe nun Deine Augen.

Schaue und spüre in Dein Innerstes hinein.

Welche Stärken hast Du?

Ich bin mir sicher, es gibt sie.

Singst Du, tanzt Du oder schauspielerst Du gerne?

Bastelst Du, malst Du oder dekorierst Du gerne?

Bist Du ein hilfsbereiter Mensch?

Schreibst Du gerne?

Dichtest Du gerne?

Strickst Du oder häkelst Du gerne?

Hast Du ein offenes Ohr für Andere?

Vielleicht kochst Du oder backst Du gerne?

Hast Du einen grünen Daumen?

Organisierst Du gerne?

Welche Stärken schlummern noch tief in Dir drin?

Blicke noch einmal in den Spiegel.

Er wird Dir eine Antwort geben.

Höre gut zu.

Verweile hier für einen Moment.

Ich hole Dich dann wieder zurück.

PAUSE.

Wirf noch einmal einen Blick in den Spiegel.

Konntest Du hören, was Dir der Spiegel alles gesagt hat?

Hat sich etwas verändert?

Hat sich Deine Leinwand verändert?

Ich sehe einen wundervollen, einzigartigen Menschen vor mir.

Einen Menschen, der tief in seinem Inneren Schätze hat, die man nur sieht, wenn man ganz genau hinschaut.

Sage nun einfach einmal „Danke“ zu Dir und „Schön, dass es mich gibt.“

Es kommt nicht darauf an, ein Topmodel zu sein.

Es braucht keine Idealfigur, um schön zu sein.

Die Oberfläche, das Äußere ist nicht entscheidend, sondern das Verborgene, das Innere.

Jeder Mensch ist auf seine Art und Weise einzigartig.

Kannst Du es spüren?

Vielleicht kannst Du Dein Spiegelbild nun mit anderen Augen betrachten und sehen?

Verabschiede Dich nun von Deinem Spiegelbild.

Danke, dass Du den Blick hineingewagt hast.

Danke, dass Du mich auf die Reise zu Dir selbst begleitet hast.

Bringe wieder Bewegung in Deinen Körper.

Tu das, was Dir jetzt guttut.

Düfte

Lege Dich auf eine warme Unterlage an einem ungestörten Ort ab.

Möchtest Du lieber eine sitzende Position wählen?

Dann mache das gerne.

Dir soll es gut und immer besser gehen.

Schließe Deine Augen und lenke Dein Bewusstsein nach innen.

Äußere Ablenkungen werden so schwieriger.

Lenke Deine Aufmerksamkeit auf Deinen Atem.

Atme bewusst durch die Nase ein und lasse den Ausatem in Deiner Vorstellung durch die einzelnen Körperteile fließen.

Lasse mit jedem Ausatmen Deinen Geist zur Ruhe finden.

Stelle Dir nun zusätzlich vor, dass mit jedem Einatmen Dein Lieblingsduft in Deine Nase strömt.

Vielleicht magst Du gerne den Duft von Zitronen?

Dann stelle Dir diesen Zitronenduft gerne vor oder entscheide Dich für ein anderes Aroma.

Du atmest ruhig und sanft durch die Nase weiter ein.

Der Ausatem erfolgt durch Deinen Mund.

Der Duft verbindet sich mit Deinem Atem und beginnt sich in Deinem Körper zu verteilen und auszubreiten.

Lasse uns beginnen.

Mit Deiner nächsten Ausatmung lasse alle Anspannungen und Schmerzen in Deinem Hals und in Deiner Kehle los.

Hülle Deinen Hals und Deine Kehle in Deinen Lieblingsduft ein und spüre nach.

Der Einatem strömt ruhig und sanft durch die Nase in Deinen Körper.

Mit Deiner nächsten Ausatmung lasse alle Anspannungen in Deinem Nacken los.

Hülle Deinen Nacken in Deinen Lieblingsduft ein und spüre nach.

Der Einatem strömt ruhig und sanft durch die Nase in Deinen Körper.

Mit Deiner nächsten Ausatmung lasse alle Anspannungen in Deinen Schultern, in Deinen Armen und in Deinen Händen los.

Hülle Deine Schultern, Deine Arme und Deine Hände in Deinen Lieblingsduft ein und spüre nach.

Der Einatem strömt ruhig und sanft durch die Nase in Deinen Körper.

Mit Deiner nächsten Ausatmung lasse alle Anspannungen in Deinem Oberkörper los.

Hülle Deinen Oberkörper in Deinen Lieblingsduft ein und spüre nach.

Der Einatem strömt ruhig und sanft durch die Nase in Deinen Körper.

Mit Deiner nächsten Ausatmung lässt Du alle Anspannungen in Deiner Wirbelsäule los.

Hülle Deine Wirbelsäule in Deinen Lieblingsduft ein und spüre nach.

Der Einatem strömt ruhig und sanft durch die Nase in Deinen Körper.

Mit Deiner nächsten Ausatmung lässt Du alle Anspannungen im Becken und in der Hüfte los.

Hülle Dein Becken und Deine Hüften in Deinen Lieblingsduft ein und spüre nach.

Der Einatem strömt ruhig und sanft durch die Nase in Deinen Körper.

Mit Deiner nächsten Ausatmung lässt Du alle Anspannungen in Deinen Beinen und in Deinen Füßen los.

Hülle Deine Beine und Deine Füße in Deinen Lieblingsduft ein und spüre nach.

Der Einatem strömt ruhig und sanft durch die Nase in Deinen Körper.

Verweile in dem Atemstrom von Energie und Ruhe.

Verweile im Ausbreiten Deines Duftes in Deinem Körper.

Du fühlst Dich ruhig, gelöst und entspannt.

Du bist ruhig, gelöst und entspannt.

Beende Deine Entspannung, indem Du Deinen Körper wieder ganz bewusst wahrnimmst.

Strecke und dehne Deinen Körper.

Öffne Deine Augen.

Kannst Du Deinen Lieblingsduft wahrnehmen?

Würdest Du ihn mir verraten?

Kühle – eine Meditation im Sitzen

Finde eine bequeme, aufrechte Sitzposition in der Du gut verweilen kannst.

Du kannst gerne Deinen Rücken an eine Stuhllehne oder an eine Wand anlehnen, wenn Du dazu das Bedürfnis hast.

Für eine Beckenaufrichtung oder für mehr Komfort, kannst Du Dir auch gerne ein Kissen unter Dein Gesäß legen.

Lege Deine Arme und Deine Hände in einer für Dich entspannten Position ab.

Wenn Du bereit bist für eine Energieaufnahme, dann lasse Deine Handinnenseiten zur Decke schauen.

Wenn Du heute etwas loslassen möchtest, dann drehe Deine Handinnenseiten in Richtung Erde.

Vielleicht hast Du heute einen Tag der Hitzewallungen oder Schweißausbrüche?

Ein Zeichen dafür, dass Du Dich in den Wechseljahren befindest.

Dann richte Dein Augenmerk besonders auf das Loslassen der Wärme in Deinem Körper.

Nimm nun ein paar Atemzüge und spüre Deinen Atem.

Mit der Einatmung nimmst Du neue Energie und Sauerstoff in Deinen Körper auf.

Mit der Ausatmung entweicht alles Belastende aus Deinem Körper.

Mit der Einatmung nimmst Du eine kühlende Luft in Dich auf und verteilst diese in Deinem Körper.

Mit der Ausatmung lässt Du die warme Luft aus Deinem Körper herausströmen.

Atme ein und nimm auf, was Du brauchst.

Atme aus und gib ab, was Du nicht mehr brauchst.

Atme Positives ein und atme Negatives aus.

Lasse Deinen Atemrhythmus geschehen.

Vielleicht fühlt sich diese Atembewegung auch wie eine Welle an?

Lasse Deine Gedanken vorbeiziehen wie die Wolken am Himmel und bleibe bei Dir und Deinem Atem.

Lege nun gerne beide Hände auf Deinen Bauch und spüre der Atembewegung in Deinem Bauch nach.

Du atmest ein und der Bauch wölbt sich leicht nach außen.

Du atmest aus und der Bauch senkt sich wieder ab und wird flacher.

Er zieht sich zur Wirbelsäule zurück.

Stelle Dir nun vor, über Deinem Kopf schwebt eine helle Kugel.

Diese Kugel ist voller Licht und Energie.

Vielleicht möchtest Du Dir die Kugel in einem kühlenden Blau vorstellen?

Das Licht und die Energie strömen nun von dieser Kugel in Deinen Körper.

Vom Kopf beginnend, wandert dieses Licht über Deinen Hals und zu Deinen Schultern.

Es bahnt sich seinen Weg weiter über Deine Arme und Deine Hände.

Deine Finger bekommen auch ihre Aufmerksamkeit.

Dein Brustkorb und Dein Rücken liegen ebenso auf dem Weg der Kugel wie Dein Nacken.

Kannst Du schon eine leichte, kühlende Wirkung wahrnehmen?

Die Kugel kommt an Deinem Bauch, Deiner Hüfte und dem Becken vorbei.

Schließlich erreicht die Kugel Deine Beine, Deine Füße, Deine Fußsohlen und Deine Zehen.

Dein ganzer Körper ist in dieses helle, blaue, kühlende Licht eingehüllt.

Wie ein blauer Schutzmantel.

Stelle Dir vor, Deine Aura schimmert in der Farbe Blau.

Du fühlst Dich geborgen und behütet.

Das Licht schenkt Deinem Körper die Kraft, die er heute benötigt.

Das blaue Licht bringt Kühle in Deinen Körper hinein.

Nimm noch ein paar Atemzüge und verweile in diesem blauen Licht.

Ich hole Dich dann wieder zurück.

PAUSE.

Die blaue Kugel verabschiedet sich wieder von Dir.

Ich hoffe, sie konnte Dir etwas Linderung verschaffen.

Wenn es heute nicht geklappt hat, geht es beim nächsten Mal bestimmt besser.

Wenn Du möchtest, hole gerne noch beide Beine zu Dir heran.

Atme gerne noch einmal in Deinen Bauchraum hinein und spüre, wie sich dabei der Atem in den Flanken verteilen kann.

Dein Körper wird noch besser mit Energie versorgt.

Wenn es Dir genügt, kehre wieder zum Sitzen zurück.

Wärme – Meditation im Sitzen

Finde eine bequeme, aufrechte Sitzposition in der Du gut verweilen kannst.

Du kannst gerne Deinen Rücken an eine Stuhllehne oder an eine Wand anlehnen, wenn Du dazu das Bedürfnis hast.

Für eine Beckenaufrichtung oder für mehr Komfort, kannst Du Dir auch gerne ein Kissen unterlegen.

Lege Deine Arme und Deine Hände in einer für Dich entspannten Position ab.

Wenn Du bereit für eine Energieaufnahme bist, lasse gerne Deine Handinnenseiten zur Decke schauen.

Wenn Du gerne etwas loslassen möchtest, dann drehe Deine Handinnenseiten in Richtung Erde.

Vielleicht hast Du heute einen Tag, an dem es Dir kalt ist?

Dann richte Dein Augenmerk besonders auf das Aufnehmen der Energie und der Wärme in Deinem Körper.

Nimm nun ein paar Atemzüge und spüre Deinen Atem.

Mit der Einatmung nimmst Du neue Energie und Sauerstoff in Deinen Körper auf.

Mit der Ausatmung entweicht alles Belastende aus Deinem Körper.

Mit der Einatmung nimmst Du eine wärmende Luft auf und verteilst diese in Deinen Körper.

Mit der Ausatmung lässt Du die verbrauchte Luft aus Deinem Körper herausströmen.

Atme ein und nimm auf, was Du brauchst.

Atme aus und gib ab, was Du nicht mehr brauchst.

Atme Positives ein und Negatives aus.

Lasse Deinen Atemrhythmus geschehen.

Vielleicht fühlt sich diese Atembewegung auch wie eine Welle an?

Lasse Deine Gedanken vorbeiziehen wie die Wolken am Himmel und bleibe bei Dir und Deinem Atem.

Lege nun gerne beide Hände auf Deinen Bauch und spüre der Atembewegung in Deinem Bauch nach.

Du atmest ein und der Bauch wölbt sich leicht nach außen.

Du atmest aus und der Bauch senkt sich wieder ab und wird flacher.

Er zieht sich zurück zur Wirbelsäule.

Stelle Dir nun vor, über Deinem Kopf schwebt eine helle Kugel.

Diese Kugel ist voller Licht und Energie.

Vielleicht möchtest Du Dir die Kugel in einem wärmenden Rot vorstellen?

Das Licht und die Energie strömen nun von dieser Kugel in Deinen Körper.

Vom Kopf beginnend, wandert dieses Licht über Deinen Hals bis zu Deinen Schultern.

Es bahnt sich seinen Weg weiter über Deine Arme und Deine Hände.

Deine Finger bekommen auch ihre Aufmerksamkeit.

Dein Brustkorb und Dein Rücken liegen ebenso auf dem Weg der Kugel, wie Dein Nacken.

Kannst Du schon eine leichte, wärmende Wirkung wahrnehmen?

Die Kugel kommt an Deinem Bauch, Deiner Hüfte und dem Becken vorbei.

Schließlich erreicht die Kugel Deine Beine, Deine Füße und Deine Zehen.

Dein ganzer Körper ist in dieses helle, rote, wärmende Licht eingehüllt.

Wie ein roter Schutzmantel.

Stelle Dir vor, Deine Aura schimmert in der Farbe Rot.

Du fühlst Dich geborgen und behütet.

Das Licht schenkt Deinem Körper die Kraft, die er heute benötigt.

Das rote Licht bringt Wärme in Deinen Körper hinein.

Nimm noch ein paar Atemzüge und verweile in diesem roten Licht.

Ich hole Dich dann wieder zurück.

PAUSE.

Die rote Kugel verabschiedet sich wieder von Dir.

Ich hoffe, sie konnte Dir etwas Wärme vermitteln.

Wenn es heute nicht geklappt hat, geht es beim nächsten Mal bestimmt besser.

Falls Dir immer noch kalt ist, reibe nun beide Handflächen ganz fest aneinander.

Sobald ein Wärmegefühl entstanden ist, lege die Hände an der Stelle auf, wo Du Wärme benötigst.

Du kannst auch beide Fußsohlen aneinanderreiben.

Dein Gesicht freut sich vielleicht auch darauf, Deine warmen Hände zu spüren.

Es gleicht einer kleinen Streicheleinheit.

Wenn Du so weit bist, verabschiede Dich von dieser Entspannung.

Herzklopfen – Meditation im Sitzen

Finde eine bequeme, aufrechte Sitzposition in der Du gut verweilen kannst.

Bringe dadurch Länge in Deine Wirbelsäule und erleichterte Deinen Energiekanälen ihren Energiefluss.

Du kannst gerne Deinen Rücken an eine Stuhllehne oder an eine Wand anlehnen, wenn Du dazu das Bedürfnis hast.

Für eine Beckenaufrichtung oder für mehr Komfort, kannst Du Dir auch gerne ein Kissen unterlegen.

Gerne kannst Du auch eine andere Ausgangsposition für diese Meditation wählen.

Dir soll es dabei gut und immer besser gehen.

Lege Deine Arme und Deine Hände in einer für Dich entspannten Position ab.

Wenn Du bereit für eine Energieaufnahme bist, lasse gerne Deine Handinnenseiten zur Decke schauen.

Wenn Du gerne etwas loslassen möchtest, dann drehe Deine Handinnenseiten in Richtung Erde.

Vielleicht hattest Du heute eine schlaflose Nacht mit Schweißausbrüchen?

Dies ist leider eine von vielen Begleiterscheinungen der Wechseljahre.

Es ist leider störend und ein gesunder Schlaf tut unserem Körper gut.

Durch diese Hitzewallungen und den Schweißausbruch in allen Poren kann es auch zu Herzklopfen und zu Schwindelanfällen kommen.

Sorge daher dafür, dass Du diesen Wasserverlust wieder ausgleichst.

Solltest Du Dir unsicher sein, ob diese Symptome mit den Wechseljahren in Zusammenhang gebracht werden können, dann kläre das bitte mit Deinem Arzt rechtzeitig ab.

Schenke Deine Aufmerksamkeit nun Deinem Herzen.

Nimm Deinen Herzschlag wahr.

Wie schnell schlägt Dein Herz in diesem Moment?

Fühlt es sich angenehm oder unangenehm an?

Lenke Deine Aufmerksamkeit auf Deinen Atem.

Nimm Deinen Atem bewusst wahr und versuche ihn nun zu lenken.

Mit der Einatmung schickst Du Ruhe in Deine Herzgegend hinein.

Mit der Ausatmung lässt Du ein Zuviel an Anspannung aus Deinem Herzen gehen.

Atme positive Gedanken ein und atme negative Gedanken aus.

Lasse Deinen Atemrhythmus geschehen.

Lasse Deine Gedanken vorbeiziehen wie die Wolken am Himmel und versuche Deinen Geist zur Ruhe zu bringen.

Lege nun gerne eine Hand auf Dein Herz.

Nimm Kontakt zu Deinem Herzen auf.

Die Wärme strömt in Dein Herz hinein.

Ein sanfter, warmer Hauch weht über Deinem Herzen.

Wenn Du möchtest, stelle Dir Dein Herz in der Farbe „Grün“ vor.

Kannst Du Dir dieses Bild vor Deinem geistigen Auge vorstellen?

Sage Dir nun selbst leise folgenden Satz dreimal vor:

„Mein Herz schlägt ruhig und gleichmäßig“.

Unser Herz ist einzigartig und ein wahres Wunderwerk.

Spüre noch einmal in Dein Herz hinein.

Öffne nun Dein Herz und lasse die Liebe zu Dir selbst fließen.

Die Veränderungen in Deinem Körper legen Dir Stolpersteine in den Weg.

Akzeptiere diese Zeit der Veränderung und nimm sie an.

Nimm Dich an, genauso wie Du bist und so ist es gut.

Löse Deine Hand von Deinem Herzen und finde Dich wieder an Deinem Platz ein.

Öffne langsam wieder die Augen, wenn dies nicht schon längst geschehen ist.

Bringe eine wohltuende Bewegung in Deinen Körper hinein.

Wenn Du so weit bist, finde wieder zum Stehen zurück.

Ich wünsche Dir eine schöne Zeit.

Entdeckung der Körpermitte

Lege Dich entspannt auf Deiner Matte ab.

Wähle dazu die Rücken- oder die Bauchlage aus.

Strecke Deine Beine aus oder winkle sie an.

So, wie Du Dich am wohlsten fühlst.

Lege Deine Arme gerne seitlich neben Deinem Körper ab.

Finde eine angenehme Position für Deinen Kopf.

Unterlagere gerne, wenn es sich für Dich dann besser anfühlt.

Lenke Deinen Fokus nach innen.

Nimm Deine innere Haltung, Deine Gefühle und Deine Gedanken wahr.

Schiebe unangenehme Gedanken nicht weg, sondern gib ihnen einen Raum, bis sie von allein weiterziehen.

Bleibe jetzt ein Beobachter und wertfrei.

Konzentriere Dich nun auf Deine Atmung,

Lasse sie ruhig und gleichmäßig fließen.

Stelle Dir vor, wie Dein Atem, wie ein Windhauch im Körper auf und ab fließt.

Er verschafft Dir so eine wohltuende Kühle.

Solltest Du heute das Gefühl der Wärme benötigen, dann stelle Dir eine wohltuende Wärme vor.

Die Wechseljahre bringen eine hormonelle Veränderung mit sich.

In diesem Zusammenhang berichten Frauen von einer Scheidentrockenheit.

Durch das Ausbleiben der Periode und der damit verbundenen fehlenden Mineralien kann dies schon einmal passieren.

Mit einer entsprechenden Creme oder einem Öl kann man diese Trockenheit lindern und sich Abhilfe schaffen.

Als weitere Begleiterscheinung wird eine Beckenbodenschwäche genannt.

Diese liegt aber weniger an den hormonellen Veränderungen, sondern am Muskeltonus.

Dafür gibt es eine entsprechende Gymnastik.

Lenke Deine Aufmerksamkeit nun in Deine Körpermitte.

Nimm den Kontakt zu Deinem Beckenboden auf.

Geht es Deiner Körpermitte gut, geht es auch Dir gut.

Stelle Dir nun vor, Du möchtest ein Geschenk einpacken.

Das Papier ist schon um das Geschenk herumgewickelt.

Es fehlt nur noch das Geschenkband und die passende Schleife dazu.

Stelle Dir nun ein Band zwischen Deinen Sitzbeinhöckern vor.

Stelle Dir ein zweites Band zwischen Deinem Schambein und Deinem Steißbein vor.

Beide Bänder treffen sich in der Mitte und Du verknotest sie.

Ergänzend zauberst Du noch eine Schleife daran.

Diese Schleife befestigst Du nun an Deinem Bauchnabel.

Quasi ziehst Du beide Bänder fest zusammen und ziehst sie nach innen oben.

Schon ist der Kontakt zu Deinem Beckenboden hergestellt.

Spüre in Deine Körpermitte hinein.

Du kannst auch gerne beruhigende Worte zu Deinem Beckenboden sprechen.

Er hört Dir bestimmt gerne zu.

Lenke Deine Aufmerksamkeit auf Deinen Atem.

Atme ein und entspanne Deinen Beckenboden.

Atme aus und spanne Deinen Beckenboden an.

Ziehe die Bänder zusammen und ziehe sie nach innen oben.

Gib Dir Zeit dazu.

Vielleicht müsst ihr beide euch noch ein wenig besser kennenlernen.

Hab keine Angst davor.

Es ist nur so schwierig, weil man ihn von außen nicht sieht.

Ich bin mir sicher, Du schaffst das.

Ich habe noch einen kleinen Tipp für Dich.

Halte Dir einmal kurz die Nase zu und versuche einzuatmen.

Spürst Du etwas in Deinem Unterleib?

Wenn ja, dann hast Du Deinen Beckenboden gefunden.

Diese Einatmung ist aber keine Beckenbodenübung.

Verweile hier für einen Moment und komme dann wieder ins Hier und Jetzt zurück.

Der Beckenboden und Du – gemeinsam seid ihr stark.

P.S: Du möchtest gerne mehr zum Thema Beckenboden erfahren?

Dann trete in Kontakt mit mir und ich kann Dir gerne mein Skript zum Thema Beckenboden zukommen lassen.

Dein neuer Körper

Komme entspannt in der Rückenlage an.

Gib Dir die Erlaubnis, zur Ruhe kommen zu dürfen.

Nimm Deinen Körper wahr.

Wenn Du möchtest, schließe Deine Augen.

Visualisierte Bilder können so leichter vor Deinem geistigen Auge entstehen.

Wenn es eines Räkelns oder eines Reckens bedarf, dann lasse es geschehen.

Bleibe wertfrei bei den nun folgenden Fragen.

Herrscht in Deinem Körper ein Spannungsgefühl?

Neigst Du zu Stimmungsschwankungen?

Fühlst Du Dich wohl in Deinem Körper?

Wie nimmst Du die Wechseljahre wahr?

Was könnte Dir helfen?

Fragen über Fragen.

Versuchen wir unseren Geist und unseren Körper zur Ruhe zu bringen.

Mit jedem Atemzug lasse immer mehr los.

Spüre, wie sich Deine Muskulatur immer mehr entspannen kann.

Dein Körper lässt los und entspannt in Deine Unterlage.

Dein Körper lässt los und entspannt in den Boden.

Dein Körper lässt los und entspannt in die Mutter Erde.

Sie trägt und behütet Dich.

Du gleitest langsam in einen Zustand, der so ist, wie kurz vor dem Einschlafen.

Du bleibst wach und lauscht meiner sanften Stimme.

Solltest Du aus irgendeinem Grund abgelenkt werden, kehre wieder zu meiner Stimme zurück.

Lenke Deine Aufmerksamkeit auf Deinen gesamten Körper und schlüpfe in den Mantel der Ruhe und Stille.

Stelle Dir diese Ruhe und Stille gerne als Schutzmantel vor.

Mit der nächsten oder übernächsten Ausatmung begleite mich auf eine Körpermeditation.

Tauche in Deinen Körper ein und nimm ihn bewusst wahr.

Werde Dir der Körperteile bewusst, die ich Dir jetzt nennen werde.

Nimm sie mit Deinem inneren Auge wahr.

Bleibe dabei ruhig und entspannt.

Lausche nun meinen Worten:

Werde Dir Deiner rechten Hand bewusst.
Spüre in Deine rechte Hand hinein und lasse los.
Spüre in jeden einzelnen Finger hinein und lasse los.

Werde Dir Deiner linken Hand bewusst.
Spüre in Deine linke Hand hinein und lasse los.
Spüre in jeden einzelnen Finger hinein und lasse los.

Werde Dir beider Hände bewusst.
Spüre in beide Hände hinein und lasse los.
Spüre in alle Finger hinein und lasse los.

Sei dankbar für Deine Hände und Finger und für das, was sie für Dich tun.

Solltest Du in den Wechseljahren zu Wassereinlagerungen neigen, stelle Dir vor, wie sich dieses Wasser löst.

Werde Dir Deines rechten Armes bewusst.
Spüre in Deinen rechten Arm hinein und lasse los.

Werde Dir Deines linken Armes bewusst.
Spüre in Deinen linken Arm hinein und lasse los.

Werde Dir beider Arme bewusst.
Spüre in beide Arme hinein und lasse los.

Sei dankbar für Deine Arme und für das, was sie für Dich tun.

Solltest Du in den Wechseljahren zu Wassereinlagerungen neigen, stelle Dir vor, wie sich dieses Wasser löst.

Werde Dir Deines rechten Beines bewusst.
Spüre in Dein rechtes Bein hinein und lasse los.

Werde Dir Deines linken Beines bewusst.
Spüre in Dein linkes Bein hinein und lasse los.

Werde Dir beider Beine bewusst.
Spüre in beide Beine hinein und lasse los.

Sei dankbar für Deine Beine und für das, was sie für Dich tun.

Solltest Du in den Wechseljahren zu Wassereinlagerungen neigen, stelle Dir vor, wie sich dieses Wasser löst.

Werde Dir Deines rechten Fußes bewusst.
Werde Dir aller Zehen bewusst.

Spüre in Deinen rechten Fuß und in die Zehen hinein und lasse los.

Werde Dir Deines linken Fußes bewusst.
Werde Dir aller Zehen bewusst.
Spüre in Deinen linken Fuß und in die Zehen hinein und lasse los.

Werde Dir beider Füße bewusst.
Werde Dir aller Zehen bewusst.
Spüre in beide Füße und in alle Zehen hinein und lasse los.

Sei dankbar für Deine Füße und Zehen und für das, was sie für Dich tun.

Solltest Du in den Wechseljahren zu Wassereinlagerungen neigen, stelle Dir vor, wie sich dieses Wasser löst.

Werde Dir Deines Nackens bewusst.
Spüre in Deinen Nacken hinein und lasse los.

Sei dankbar für Deinen Nacken und für das, was er für Dich tut.

Werde Dir Deiner rechten Schulter bewusst.
Spüre in Deine rechte Schulter hinein und lasse los.

Werde Dir Deiner linken Schulter bewusst.
Spüre in Deine linke Schulter hinein und lasse los.

Werde Dir beider Schultern bewusst.
Spüre in beide Schultern hinein und lasse los.

Sei dankbar für Deine Schultern und für das, was sie für Dich tun.

Werde Dir Deines Rückens bewusst.
Spüre in Deinen Rücken hinein und lasse los.

Sei dankbar für Deinen Rücken und für das, was er für Dich tut.

Werde Dir Deines Bauches bewusst.
Spüre in Deinen Bauch hinein und lasse los.
Sei dankbar für Deinen Bauch und für das, was er für Dich tut.

Solltest Du in den Wechseljahren zu Wassereinlagerungen neigen, stelle Dir vor, wie sich dieses Wasser löst.

Werde Dir Deines Gesäßes bewusst.
Spüre in Dein Gesäß hinein und lasse los.

Sei dankbar für Dein Gesäß und für das, was es für Dich tut.

Werde Dir Deines Gesichtes bewusst.
Spüre in Dein Gesicht hinein und lasse los.

Sei dankbar für Dein Gesicht und für das, was es für Dich tut.

Solltest Du in den Wechseljahren zu Wassereinlagerungen neigen, stelle Dir vor, wie sich dieses Wasser löst.

Werde Dir Deines Kopfes bewusst.
Spüre in Deinen Kopf hinein und lasse los.

Sei dankbar für Deinen Kopf und für das, was er für Dich tut.

Werde Dir Deines gesamten Körpers bewusst.
Spüre in Deinen gesamten Körper hinein und lasse los.

Sei dankbar für Deinen gesamten Körper und für das, was er für Dich tut.

Solltest Du in den Wechseljahren zu Wassereinlagerungen neigen, stelle Dir vor, wie sich dieses Wasser löst

Visualisiere jetzt Deinen Körper.

Nimm Deinen ganzen Körper wahr.

Wie fühlst Du Dich?

Ruhig, gelöst und entspannt?

PAUSE.

Fällt es Dir schwer einzuschlafen?

Dann versuche die quadratische Atmung vor dem Einschlafen.

Atme für vier Zählzeiten ein.

Halte für vier Zählzeiten den Atem an.

Atme auf vier Zählzeiten aus.

Halte für vier Zählzeiten den Atem an.

Du kannst gerne die Zählzeit verändern, wenn Dir vier zu wenig oder zu viel ist.

Probiere es gerne einmal aus.

Manche Yogaübungen helfen auch bei Schlafproblemen.

Frage dazu gerne eine Yogalehrerin oder einen Yogalehrer.

Nun ist es Zeit für Deine Intuition.

Wenn Du möchtest, lege gerne eine Hand auf die Stelle auf, wo Deine Intuition bei Dir zu Hause ist.

Vielleicht ist es Dein Bauch, Dein Herz, Dein Kopf oder eine andere Stelle?

Entscheide einfach aus dem Bauch heraus.

Formuliere nun Deine Intention, Dein Sankalpa.

Formuliere einen positiven und prägnanten Satz für Dich.

Etwas, das tief aus Deinem Herzen kommt und vor Deinem geistigen Auge auftaucht.

Dieser Satz könnte zum Beispiel heißen:

„Ich stelle mich der Herausforderung Wechseljahre".

Oder:

„Ich fühle mich jeden Tag wohler in meiner Haut".

Oder:

„Ich akzeptiere mich so wie ich bin".

Wiederhole diesen Satz dreimal in Stille.

Ich wünsche Dir, dass Dir Deine Intention in Erfüllung geht.

PAUSE.

Lenke Deine Aufmerksamkeit auf Deine Atmung.

Nimm Deinen Atemrhythmus wahr.

Nimm die Atembewegung in Deinem Körper wahr.

Verweile hier für ein paar Atemzüge.

Bleibe ruhig und entspannt.

Intensiviere nun Deine Atemzüge und bringe wieder eine sanfte Bewegung in Deinen Körper.

Komme wieder ganz bei Dir an.

Danke, dass Du mich auf diese Körpermeditation begleitet hast.

Kopfschmerzen

Hast Du ab und zu Kopfschmerzen?

Auch das kann eine Begleiterscheinung der Wechseljahre sein.

Bei Bedarf halte Rücksprache mit dem Arzt Deines Vertrauens.

Wollen wir gemeinsam versuchen, sie erträglicher zu machen?

Ich würde mich freuen, wenn Du mich dazu begleitest.

Richte Dich auf Deinem Entspannungsplatz ein.

Schließe gerne Deine Augen.

Wenn Du möchtest, lege Dir ein warmes Wärmekissen in den Nacken oder eine kühlende Augenkompresse auf Deine Augen und auf Deine Stirn.

Ich lade Dich nun auf einen virtuellen Spaziergang zu einem Fluss ein.

Du spazierst durch einen Wald.

Wie sieht Dein Wald in Deiner Fantasie aus?

Ist es ein Wald mit Laubbäumen, mit Tannenbäumen oder ist es ein Mischwald?

Vielleicht ist es auch ein Wald in Deiner Nähe?

In Deiner Fantasie ist alles möglich.

Dein Weg führt Dich weiter.

Du gehst auf dem Damm entlang und kommst auf einen Weg, der zum Fluss führt.

Wie sieht Dein Fluss aus?

Vielleicht ist das Wasser blau und klar?

Das Wasser sucht sich seinen Weg durch das Flussbett.

Es fließt an Bäumen, an Felsen und an Steinen vorbei.

Da entdeckst Du eine Kiesbank und machst Dich auf den Weg dorthin.

Das Wasser fließt an Dir vorbei.

Es hat eine beruhigende Wirkung auf Dich.

Eine sanfte Brise weht Dir durch Dein Haar und streicht sanft über Dein Gesicht.

Du streckst Dein Gesicht dem Wind entgegen.

Du spürst den Wind in Deinem Gesicht.

Es ist ein schönes Gefühl.

Du spürst, wie mit jedem Windhauch Deine Stirn sanft gekühlt und geglättet wird.

Das tut gut.

Du spürst, wie mit jedem Windhauch Deine Sorgen weggeweht werden.

Du spürst, wie mit jedem Windhauch Deine Kopfschmerzen nachlassen.

Die Luft ist erfrischend und klar.

Gleichzeitig wärmen die Sonnenstrahlen Dein Gesicht.

Deine Gesichtszüge entspannen sich immer mehr.

Mit jedem Atemzug kannst Du immer mehr loslassen.

Deine Schultern sinken immer tiefer.

Dein Nacken fühlt sich immer entspannter an.

Das Pochen in Deinen Schläfen lässt nach.

Mit jedem Atemzug werden die Kopfschmerzen leichter.

Der Fluss nimmt sie mit.

Du fühlst Dich wohl.

Du fühlst Dich ruhig, gelöst und entspannt.

Der Spaziergang zur Kiesbank hat Dir gutgetan.

Verabschiede Dich von Deinem Ausflug an den Fluss.

Bringe wieder eine wohltuende Bewegung in Deinen Körper.

Öffne wieder Deine Augen und komme wieder bei Dir an.

Ich wünsche Dir, dass Deine Kopfschmerzen erträglicher geworden sind.

Vielleicht sind sie auch verschwunden?

Ausflug in die Berge

Ich lade Dich heute zu einer Fantasiereise ein.

Unser Ziel sind die Berge.

Die Berge können in Österreich, in der Schweiz, im Allgäu oder ganz wo anders sein.

Du kannst Dir auch gerne ein eigenes Bergpanorama vorstellen.

In Deiner Fantasie gibt es keine Grenzen und unzählige Möglichkeiten.

Bevor wir starten, mache es Dir auf Deinem Platz bequem.

Finde eine für Dich angenehme Position.

Schließe Deine Augen und lass die Bergwelt in Deiner Fantasie entstehen.

Vielleicht sind die Gipfel der Berge mit Schnee überzuckert?

Die Sonne scheint und alles funkelt und glitzert.

Es ist bestimmt ein schönes Bild.

Vielleicht ist es auch Sommer?

Satte, grüne Bergwiesen tun sich vor Dir auf.

Vielleicht magst Du mich auf eine Almhütte begleiten?

Ich würde mich freuen.

Es ist früh am Morgen und alles ist noch friedlich und still.

Du wirfst einen Blick aus dem Fenster und Du freust Dich.

Die Sonne geht auf und es scheint ein schöner Tag zu werden.

Du schlüpfst aus dem Bett und bist hellwach.

Du möchtest Dir heute etwas Gutes tun.

Du möchtest Dich auf andere Gedanken bringen und neue Energie auftanken.

Du hast für heute eine kleine Wanderung geplant.

Du kleidest Dich an und nimmst Dein Frühstück ein.

Du packst Dir für unterwegs eine Brotzeit in den Rucksack ein.

Es kann losgehen.

Du gehst aus der Tür und siehst ein atemberaubendes Naturschauspiel vor Dir.

Ein gigantisches Bergpanorama tut sich vor Dir auf.

Zwischen zwei Berggipfeln siehst Du einen wunderschönen Sonnenaufgang.

Du hörst ein sanftes Rauschen der Bäume.

Vögelt trällern ihre Lieder.

Der Duft von Moos und Gras steigt Dir in die Nase.

Du fühlst Dich ruhig, gelöst und entspannt.

Du hast lange überlegt, ob Du die Wanderung machen sollst.

Du fühlst Dich zurzeit nicht so fit.

Die Körperveränderungen gehen nicht spurlos an Dir vorbei.

Fort mit diesen negativen Gedanken.

Du weißt, Du kannst jederzeit wieder umkehren.

Ein Lächeln zaubert sich in Dein Gesicht.

Du atmest tief durch.

Du redest Dir gut zu: „Ich schaff das“!

Du machst Dich auf den Weg.

Es geht über Stock und über Stein den Berg in Richtung Gipfel hinauf.

Schritt für Schritt kommst Du voran.

Du bestimmst Dein Tempo.

Du musst niemandem etwas beweisen.

Unebenheiten machen Dir nichts aus und Hindernisse überwindest Du ohne Probleme.

Fast so wie im richtigen Leben.

Die Landschaft wird immer karger und es wird immer felsiger.

Dein Ziel ist greifbar nahe.

Du kannst schon das Gipfelkreuz sehen.

Noch ein paar Schritte und dann ist es so weit.

Du hast es geschafft und bist oben angekommen.

Du berührst das Gipfelkreuz, ein Zeichen der Wertschätzung und des Dankes.

Jetzt hast Du Dir eine Brotzeit verdient.

Du suchst Dir einen Felsen aus und beginnst mit Deiner Stärkung.

Währenddessen hast Du eine wundervolle Aussicht.

Im Tal sieht alles klein und unwichtig aus.

Du siehst den weiten Himmel über Dir.

Alles ist so friedlich und ruhig.

Kummer und Sorgen sind verschwunden.

Du bist und lebst genau in diesem Moment.

Ist das Leben nicht wunderschön?

Ist die Welt nicht wunderschön?

Dieser Ausblick ist für alle Menschen.

Ob sie jung oder alt sind.

Ob sie dick oder dünn sind.

Bleibe wertfrei.

Spüre dem nach.

Es wird Zeit für den Rückweg.

Du kannst alles, was Dich belastet auf dem Berg lassen.

Du machst Dich wieder auf den Abstieg.

Du fühlst Dich wohl.

Schritt für Schritt kommst Du wieder an der Hütte an.

Vor der Hütte steht eine Bank.

Du setzt Dich darauf.

Du lässt den Tag Revue passieren.

Du hättest etwas verpasst, wenn Du Dich in der Hütte verkrochen hättest.

Du bist froh, dass Du über Deinen Schatten gesprungen bist.

Vielleicht hast Du Glück und kannst sogar noch den Sonnenuntergang erleben.

Atme die Bergluft bewusst tief ein und aus.

Sie tut Dir gut.

Kannst Du sie in Deiner Nase wahrnehmen?

Bringe wieder Bewegung in Deinen Körper.

Öffne wieder Deine Augen und fühle Dich erfrischt, gestärkt und wie neu geboren.

Traumwelt

Suche Dir eine Position aus, in der Du Dich wohlfühlst.

Wie möchtest Du Deine Arme und Beine ablegen?

Wie dürfen Deine Finger und Deine Zehen ruhen?

Lasse den Atemfluss geschehen und höre ihm zu.

Kannst Du Deinen Atem hören?

Möchtest Du Deine Augen schließen oder lieber geöffnet lassen?

So, wie Du Dich wohler fühlst.

Mit geschlossenen Augen können Bilder leichter vor Deinem geistigen Auge entstehen.

Außerdem bekommen Deine Augäpfel so auch eine kleine Entspannung.

Lasse Deine Gedanken von Dir abfallen.

Erlaube Deinem Geist zur Ruhe zu kommen.

Erlaube Deinem Körper schwerer zu werden und tiefer in Deine Unterlage zu sinken.

Finde Länge von Deinen Haarspitzen bis zu Deinen Zehenspitzen.

Du bist bei Dir angekommen.

Ein Gefühl von Ruhe und Harmonie stellt sich ein und breitet sich in Deinem Körper aus.

Ich würde mich freuen, wenn Du mich auf eine Fantasiereise begleiten würdest.

Dazu habe ich mir heute etwas Besonderes ausgedacht.

Erlaube Dir, Deine eigene Traumwelt zu erschaffen.

Dein eigenes, friedliches und beschütztes Paradies.

Einen Ort, an dem Du Dich zu Hause fühlst.

Einen Ort, an dem es nur Liebe gibt.

Einen Ort voller Harmonie und Ruhe.

Einen Ort, an Dem Du so sein kannst, wie Du bist.

Einen Ort, an dem es keine Krankheiten gibt.

Einen Ort, an dem es keine Sorgen und Nöte gibt.

Einen Ort, an dem es keine Probleme gibt.

Lasse diesen Ort nun in Deiner Fantasie entstehen.

Beginne, Dir Dein eigenes, kleines Reich zu kreieren.

Wie mag es wohl aussehen?

In Deiner Fantasie ist alles möglich.

Verweile hier für einen Moment.

Ich hole Dich dann wieder zurück.

PAUSE

Wie fühlst Du Dich in Deinem Paradies?

Wie siehst Du in Deiner Traumwelt aus?

Könntest Du Dir vorstellen, in dieser Traumwelt zu leben?

Vielleicht lebst Du ja schon in Deiner Traumwelt?

Du hast es bloß noch nicht erkannt oder verdrängt?

Vielleicht fällt es Dir gerade schwer, Deine Welt als Traumwelt zu bezeichnen?

Dann nimm sie doch als Dein zu Hause an.

Komme nun langsam aus Deiner Traumwelt wieder zurück in die Wirklichkeit.

Spüre die Ruhe und die Entspannung in Dir.

Spüre das Gefühl von Ruhe und Zufriedenheit.

Du weißt, Du kannst jederzeit an diesen Ort der Fantasie zurückkehren.

Vielleicht brauchst Du es aber auch gar nicht?

Akzeptiere Dich so wie Du bist.

Nimm Deine Welt, in der Du lebst, als Dein zu Hause an.

Freue Dich an den kleinen Dingen des Lebens.

Du hast so viele Schätze um Dich.

Grabe sie einfach einmal aus oder staube sie ab.

Bringe wieder eine sanfte Bewegung in Deinen Körper.

Sei bereit, aus Deiner Traumwelt die Realität zu formen.

Ich wünsche Dir dazu alles Gute.

Blickwinkel verändern

Wähle eine angenehme Entspannungsposition für Dich.

Eine Stellung, in der Du Dich immer wohler fühlst.

Richte Dich an diesem Platz ein.

Schließe Deine Augen und lasse Deinen Atem geschehen.

Ich lade Dich nun auf eine kleine Beobachtungsreise ein.

Stelle Dir vor, Du gehst spazieren.

Du machst Dich auf den Weg.

Die Sonne scheint und der Himmel ist strahlend blau.

In Gedanken gehst Du so vor Dich hin.

Du setzt einen Fuß vor den anderen.

Gedanken kommen und Gedanken gehen.

Sie ziehen vorbei, wie die Wolken am Himmel.

Wie geht es Dir gerade?

Machen Dir vielleicht die Wechseljahre zu schaffen?

Begleiten Dich Hitzewallungen und Schweißausbrüche?

Kannst Du nicht schlafen?

Leidest Du an Depressionen oder Stimmungsschwankungen?

Fühlst Du Dich als Fremder im eigenen Körper?

Versuchen wird das Gedankenkarussell etwas zu beruhigen.

Schau Dich einmal genau an.

Was siehst Du?

Du siehst Dich älter werden.

Das kann ich gut verstehen.

Bedenke dabei, manch einer wird gar nicht so alt wie Du.

Du passt nicht mehr in Deine Klamotten.

Du hast nicht zugenommen.

Dein Körper hat sich verändert.

Dein Körper lagert vielleicht mehr Wasser ein.

Betrachte dies nun einmal aus einem anderen Blickwinkel.

Nimm die Vogelperspektive ein und schaue Dich von oben herab an.

Sei ein stiller Betrachter Deiner selbst.

Vermeide in die Rolle des Beurteilers zu schlüpfen.

In Deinem Körper lagert sich Wasser ab.

Wasser hat Gewicht und verändert Deine Figur.

Finde einen Weg, das Wasser auszuschwemmen.

Du kommst mit Deinen hormonellen Veränderungen nicht klar?

Dann denke einmal an Deine Pubertät zurück.

Ist es Dir da nicht genauso gegangen und Du hast diese Zeit überstanden?

Sei mutig.

Älter werden ist nichts für Feiglinge.

Du hast die Pubertät geschafft, dann schaffst Du auch die Wechseljahre.

Stecke den Kopf nicht in den Sand.

Blicke positiv nach vorne.

Du hast Einschlafprobleme?

Vielleicht helfen Dir Atemübungen dabei oder Entspannungstechniken?

Eine Therapiedecke vielleicht?

Ich selbst habe damit gute Erfahrungen gemacht.

Probiere einfach aus, was zu Dir passt.

Vielleicht wäre auch Hormonyoga etwas für Dich?

Tausche Dich gerne mit Deinen Freundinnen aus.

Ihnen geht es bestimmt genauso wie Dir und gemeinsam könnt ihr viel erreichen.

Du neigst zu Schweißausbrüchen?

Das ist wirklich unangenehm.

Ich kann es nachvollziehen.

Überlege, was Dir da helfen könnte.

Vielleicht doch einmal den Kaffee wegzulassen?

Ein zweites T-Shirt für Notfälle dabeizuhaben?

Ein Stirnband aufzusetzen?

Die Arme in kühlendes Wasser zu legen?

Vielleicht reagierst Du auf Süßes?

Vielleicht reagierst Du auf Stärke?

Probiere einfach aus.

Jeder Mensch ist anders.

„Wer wagt, der gewinnt“, heißt es so schön.

Konnte Dir der neue Blickwinkel helfen?

Ich hoffe es.

Es ist schon ein eigenartiger Spaziergang, den wir hier machen.

Ich kann Dir nur ein paar Tipps mit auf Deinen Weg geben.

Was Du daraus machst, entscheidest Du.

Du gehst Deinen Lebensweg.

Auf ihm begegnest Du immer wieder neuen Herausforderungen, die es zu meistern gilt.

Ich bin mir sicher, Du schaffst das.

Spüre einen Moment nach.

PAUSE.

Unser Spaziergang neigt sich dem Ende zu.

Was sehe ich da in Deinem Gesicht?

Ein Lächeln hat sich in Dein Gesicht gezaubert.

Deine Gesichtszüge wirken weicher und entspannter.

Dein Blick ist offener für etwas Neues geworden.

Ich hoffe, ich konnte Dir vermitteln, dass es anderen Menschen auch so geht.

Du bist nicht allein mit Deinen Problemen und mit Deinen Fragen.

Manchmal muss man einen Schritt zur Seite gehen, damit man wieder auf den richtigen Weg kommt.

Ich wünsche Dir einen guten Spaziergang durch Deine Wechseljahre.

Loslassen

Finde eine angenehme Position.

Finde eine Position, in der Du gut entspannen kannst.

Vielleicht hast Du Deine richtige Position schon gefunden.

Wenn Du noch am Ausprobieren bist, bleibe geduldig.

Schließe Deine Augen, um ganz bei Dir sein zu können.

Stelle Dir vor, Du bist ein Baum, der mit der Erde verwurzelt ist.

Das Wurzelwerk geht bis tief in den Boden hinein.

Im übertragenen Sinne sind die Fußsohlen Dein Wurzelwerk.

Du kannst über sie Deinen Ballast in die Erde abgeben.

Du kannst alle Verspannungen, alle Schmerzen, alle Depressionen, Dein zu viel an Wasser und Deine Hitzewallungen in den Boden abfließen lassen.

Lasse uns unsere Reise zum Loslassen beginnen.

Spüre in Dein rechtes Bein hinein.

Es liegt schwer auf dem Boden.

Mit Deiner nächsten Ausatmung lasse Dein rechtes Bein los.

Lasse alle Verspannungen, alle Schmerzen oder alles Sonstige in den Boden abfließen.

Spüre in Dein linkes Bein hinein.

Es liegt schwer auf dem Boden.

Mit Deiner nächsten Ausatmung lasse Dein linkes Bein los.

Lasse alle Verspannungen, alle Schmerzen oder alles Sonstige in den Boden abfließen.

Spüre in Deinen rechten Arm hinein.

Er liegt schwer auf dem Boden.

Mit Deiner nächsten Ausatmung lasse Deinen rechten Arm los.

Lasse alle Verspannungen, alle Schmerzen oder alles Sonstige in den Boden abfließen.

Spüre in Deinen linken Arm hinein.

Er liegt schwer auf dem Boden.

Mit Deiner nächsten Ausatmung lasse Deinen linken Arm los.

Lasse alle Verspannungen, alle Schmerzen oder alles Sonstige in den Boden abfließen.

Spüre in Deinen Rücken hinein.

Er liegt schwer auf dem Boden.

Mit Deiner nächsten Ausatmung lasse Deinen Rücken los.

Lasse alle Verspannungen, alle Schmerzen oder alles Sonstige in den Boden abfließen.

Spüre in Deinen Bauch hinein.

Er ruht schwer auf dem Boden.

Mit Deiner nächsten Ausatmung lasse Deinen Bauch los.

Lasse alle Verspannungen, alle Schmerzen oder alles Sonstige in den Boden abfließen.

Spüre in Dein Gesäß hinein.

Es liegt schwer auf dem Boden.

Mit Deiner nächsten Ausatmung lasse Dein Gesäß los.

Lasse alle Verspannungen, alle Schmerzen oder alles Sonstige in den Boden abfließen.

Spüre in Deine Schultern hinein.

Sie liegen schwer auf dem Boden.

Mit Deiner nächsten Ausatmung lasse Deine Schultern los.

Lasse alle Verspannungen, alle Schmerzen oder alles Sonstige in den Boden abfließen.

Spüre in Deinen Nacken hinein.

Er liegt schwer auf dem Boden.

Mit Deiner nächsten Ausatmung lasse Deinen Nacken los.

Lasse alle Verspannungen, alle Schmerzen oder alles Sonstige in den Boden abfließen.

Spüre in Deinen Kopf hinein.

Er liegt schwer auf dem Boden.

Mit Deiner nächsten Ausatmung lasse Deinen Kopf los.

Lasse alle Verspannungen, alle Schmerzen oder alles Sonstige in den Boden abfließen.

Spüre in Deinen ganzen Körper hinein.

Er liegt schwer auf dem Boden.

Mit Deiner nächsten Ausatmung lasse Deinen ganzen Körper los.

Lasse alle Verspannungen, alle Schmerzen oder alles Sonstige in den Boden abfließen.

Spüre in Dein Herz hinein.

Geschützt liegt es in Deinem Körper.

Mit Deiner nächsten Ausatmung lasse Dein Herz los.

Lasse alles, was Dir auf der Seele liegt los und in den Boden abfließen.

Spüre in Deine Gedanken hinein.

Schwer ruhen sie in Deinem Kopf.

Mit Deiner nächsten Ausatmung lasse alle negativen Gedanken in den Boden abfließen.

Gib Dir Raum für positive Gedanken.

Es ist gar nicht so einfach.

Es braucht Zeit loszulassen.

Nach Anspannung folgt Entspannung.

Gib Dir die Zeit, Dich auf das Loslassen einzulassen.

Danke, dass Du mich begleitet hast.

Bringe wieder eine angenehme Bewegung in Deinen Körper.

Öffne wieder Deine Augen und freue Dich auf das, was Du heute noch vorhast.

Wurzelchakra – Sicherheit und Stabilität

Nimm eine für Dich entspannte, sitzende Position ein.

Diese kann im Schneidersitz oder im Lotussitz sein.

Bei Bedarf lege Dir gerne ein Kissen unter Dein Gesäß.

Du kannst Dich auch auf einen Stuhl setzen, um Deinen Rücken an der Stuhllehne anlehnen zu können.

Die gleiche Stabilität bringt Dir auch ein Anlehnen an eine Wand.

Es ist Deine Wohlfühlposition für die Zeit währende der Meditation.

Räkle und strecke Dich in eine aufrechte Wirbelsäulenposition hinein.

Erleichtere damit dem Fluss der Lebensenergie seine Aufgabe.

Schließe Deine Augen, um ganz bei Dir sein zu können oder senke sanft Deinen Blick nach unten und innen.

Dir soll es gut und immer besser gehen.

Nimm noch einen tiefen Atemzug und lasse alles los.

Lasse mit jedem Atemzug den Ballast von Deinen Schultern bröckeln.

Dies kann gerne mit dem Ausdruck eines tiefen Seufzers einhergehen.

Lege Deine Hände in einer für Dich entspannten Position ab.

Als Konzentrationshilfe kannst Du mit Deinen Händen das Chin-Mudra formen.

Hierzu berühren sich Dein Daumen und Dein Zeigefinger ganz sanft und formen einen Kreis.

Die anderen Finger bleiben lang ausgestreckt.

Die Hände finden einen entspannten Platz auf den Oberschenkeln.

Lasse Deine Intuition entscheiden, was gut für Dich ist.

Spüre in Deine Intuition hinein.

Du kannst Deiner Intuition vertrauen.

Lenke Deine Aufmerksamkeit auf Deinen Atem.

Lasse ihn kommen und gehen.

Nimm die Schwingungen Deines Atems im Körper wahr.

Gib Dich Deinem Atemerlebnis einfach hin.

Lerne Deinen Atemrhythmus kennen.

Verweile hier für einen Moment.

Spüre, wie Du mit jedem Atemzug immer mehr bei Dir selbst ankommst und loslassen kannst.

Lenke Deine Aufmerksamkeit nach innen.

Begib Dich auf die Reise zum Wurzelchakra.

Es wird auch Muladhara genannt.

Es ist eines der sieben Haupt Chakren und ist am Ende Deiner Wirbelsäule, am Steißbein, zu finden.

Es verbindet Dich mit der Mutter Erde und schenkt Dir Sicherheit und Urvertrauen.

Fühle, spüre und finde Dich in Deinem Wurzelchakra wieder.

Bleibe dabei wertfrei.

Fühlst Du Dich wohl in Deiner Haut oder plagen Dich gar Zweifel oder Unbehagen?

Wenn Du Dich in Dir wohl fühlst, bist Du im Einklang mit Deinem Körper.

Zweifelst Du an Dir?

Dann lerne Dich so zu akzeptieren, wie Du bist.

Jeder Mensch ist einzigartig.

Jeder Mensch hat andere Fähigkeiten und Fertigkeiten.

Und so ist es gut.

Stelle Dir vor, jeder Mensch wäre gleich?

Dann würden wir immer in unser Spiegelbild blicken.

Durch unsere Einzigartigkeit lernen wir voneinander, wir ergänzen uns und können uns gegenseitig helfen.

Eine andere Überlegung hierzu.

Wer oder was wäre das Nonplusultra?

Wer würde dies entscheiden?

Wirf nun einen Blick in Deine Kindheit zurück.

Hattest Du eine schöne und glückliche Kindheit?

Wenn nein, tut es mir leid für Dich und macht mich traurig.

Ich hoffe, Du konntest damit abschließen und Deinen Frieden mit der damaligen Situation finden.

Wenn nein, was braucht es, um mit der Vergangenheit abschließen zu können?

Blicke positiv nach vorne und hänge nicht in der Vergangenheit fest.

Das Leben ist viel zu kurz. Carpe diem.

Versuche Deinen Weg in die Balance zu finden.

Findest Du in Deiner Familie und / oder in Deiner Partnerschaft Halt?

Ich wünsche es Dir von ganzem Herzen.

Wenn es an Harmonie in der Familie oder Partnerschaft mangelt, versuche dafür eine Lösung zu finden.

Mal ist es leichter und mal ist es schwieriger.

Bei Bedarf, nimm Hilfe von außen an.

Du bist nicht allein.

Finde wieder zu Deiner Balance.

Fühlst Du Dich mit der Natur verbunden?

Bist Du ein Naturmensch oder ein Stadtmensch?

Beobachte und bewerte nicht.

Stehst Du mit beiden Beinen fest im Leben?

Dann bist Du in Balance.

Wenn Du Deinen Halt verloren hast, versuche Deinen Anker wieder zu finden oder werfe ihn aus.

Hast Du Freude an der Bewegung?

Dann ist Dein Wurzelchakra aktiv.

Stelle Dir nun vor, Dein Wurzelchakra wird von der Farbe Rot ummantelt und eingehüllt.

Welches Gefühl entsteht in Dir?

Nimmst Du Wärme wahr?

Bleibe wertfrei.

Lenke Deinen Atem in Dein Wurzelchakra hinein.

Spüre, wie Du mit der Einatmung die Energie aus der Mutter Erde ziehen kannst.

Lasse dabei das Bild eines Baumes vor Deinem geistigen Auge entstehen.

Die Wurzeln verzweigen sich in der Mutter Erde und versorgen den Baum, und somit Dich, mit neuer Energie.

Mit der Einatmung verteilt sich neue, wohltuende Energie in Deinem Wurzelchakra und lässt dabei ein Gefühl von Erdung entstehen.

Mit der Ausatmung löst sich alles Negative von Dir und verschwindet in den Boden.

Sage Dir nun innerlich dreimal das Mantra: „LAM“ vor.

Spüre der Wirkung dieses Mantras nach.

Spüre in Dein Wurzelchakra hinein.

Gib nun noch einmal bewusst in die Erde ab, was Du nicht mehr brauchst und lasse los.

Die Themen des Wurzel Chakras sind Sicherheit, Lebenskraft, Urvertrauen, Stabilität, innere Stärke und Bodenhaftung.

Die Angst vor Veränderungen hemmt das Wurzel Chakra.

Vielleicht spürst Du gerade die Veränderungen, die in Deinem Körper von sich gehen?

Dir fällt es schwer, diese Veränderungen zuzulassen.

Gleichwohl ist es ein natürlicher Vorgang im eigenen Körper.

Das Wurzel Chakra ist die Basis für unser Dasein und die Basis für die Seele.

Dem Wurzel Chakra wird der Geruchssinn zugeordnet.

Vielleicht ist Dir schon aufgefallen, dass man manche Leute nicht riechen kann?

Ein Baby dagegen sehr wohl den Geruch seiner Mutter wahrnimmt.

Mit einem geöffneten Wurzel Chakra fühlst Du Dich wohl in Deinem Körper.

Tritt mit der Natur in Verbindung.

Dies kann in Form von Gartenarbeit oder eines Spazierganges sein.

Du kannst auch gerne einen Baum umarmen.

Genieße die Sonne und strecke ihr Dein Gesicht entgegen.

Vielleicht genießt Du gerne Sonnenuntergänge?

Manchmal hilft schon eine liebevolle Umarmung.

Wenn gerade niemand an Deiner Seite ist, umarme Dich doch einfach einmal selbst.

Vielleicht findest Du Dich bei diesen Gedanken irgendwo wieder und sie können Dir ein wenig helfen.

Lenke Deine Aufmerksamkeit wieder Deinem Atem und Deinem Körper zu.

Spüre in Deinen Körper hinein und lasse nun intuitiv eine Bewegung entstehen.

Räkle Dich, strecke Dich oder gehe in eine kreisende Bewegung über.

Öffne sanft Deine Augen und komme wieder im Hier und Jetzt an.

Sage Dir innerlich dreimal folgende Affirmation vor:

„Ich stehe mit beiden Beinen im Leben“

oder „Ich bin mit der Erde verbunden“

oder „Ich lasse Altes los“.

Vielleicht hast Du Lust auf einen Spaziergang bekommen?

Sakral Chakra – Emotionen und Gefühle

Nimm eine für Dich entspannte Meditationshaltung ein.

Diese kann im Sitzen oder im Liegen sein.

Finde Dich in Deiner gewählten Position ein.

Wenn es noch einer Anspannung in Deinem Körper bedarf, um zur Entspannung zu kommen, dann mache das gerne.

Dies kann in Form eines Räkelns oder eines Streckens sein.

Schließe Deine Augen, um ganz bei Dir sein zu können.

Äußere Einflüsse bleiben dadurch unbemerkt.

Lege Deine Hände, in einer für Dich entspannten Position ab.

Lenke Deine Aufmerksamkeit in das Sakral Chakra.

Es befindet sich eine Handbreit unter dem Bauchnabel, an der Spitze des Kreuzbeines.

Lenke Deine Aufmerksamkeit nun nach innen.

Begib Dich auf die Reise zum Sakral Chakra.

Es wird auch Svadhistana genannt.

Es ist das Chakra der Emotionen und der Gefühle.

Das Sakral Chakra ist auch eng mit Deinem Beckenboden verbunden.

Es ist das Chakra der Lebenslust und Schaffenskraft.

Fühle, spüre und finde Dich in Deinem Sakral Chakra wieder.

Bleibe dabei wertfrei.

Bist Du offen für Neues oder fällt es Dir schwer Veränderungen zuzulassen?

Folgst Du dem Fluss des Lebens?

Oder haderst Du und bist ungeduldig, was Dir Dein Leben bringt?

Kannst Du in genau diesem Moment leben und ihn genießen?

Oder hältst Du an der Vergangenheit fest?

Machst Du Dir nur Gedanken über Deine Zukunft?

Was alles noch geschehen könnte, und vergisst dabei den Augenblick?

Wie gehst Du mit anderen Menschen um?

Fürsorglich und liebevoll?

Denkst Du nur an Dich selbst oder machst Du Dir auch Gedanken über das Wohlergehen anderer?

Nimmst Du Anteil an den Sorgen und Nöten Deiner Mitmenschen?

Vermeide ein Egoist zu sein oder gar einer zu werden.

Finde hierzu die nötige Balance.

Versuche ein guter Freund oder eine gute Freundin zu sein.

Spielst und tanzt Du gerne?

Hast Du Freude an der Bewegung oder bist Du ein Bewegungsmuffel?

Ich bin mir sicher, es findet sich auch etwas für Dich, dass Dir Spaß machen könnte.

Kannst Du Dich leicht auf etwas Neues einlassen?

Brauchst Du feste Strukturen?

Bleibe wertfrei und finde die richtige Balance.

Liebst Du die Musik und die Unterhaltung mit all ihren Facetten?

Bevorzugst Du lieber die Stille und die Ruhe?

Bleibe wertfrei und finde die Balance.

Gehst Du achtsam mit anderen und anderem um?

Gehst Du achtsam mit Dir selbst um?

Bleibe hier für einen Moment und horche in Dich hinein.

Finde Deine Balance.

PAUSE

Verbinde Dich nun mit dem Sakral Chakra.

Lege dazu Deine Hände auf Deinen Unterleib auf.

Nimm wahr, wie sich mit der Einatmung der Bauch nach außen wölbt.

Nimm wahr, wie sich mit der Ausatmung der Bauch wieder senkt.

Spüre die Wärme der Hände auf dem Bauch.

Lasse diese Wärme tief in den Bauchraum eindringen und verteile sie.

Nimm nun die Farbe Orange in diese Vorstellung mit hinein.

Vielleicht entsteht dabei ein Wärmegefühl?

Gerne kannst Du Dir auch das Bild eines Kaminfeuers vorstellen.

Verteile dieses Licht in Deinem Unterleib und spüre nach.

Sage Dir nun innerlich dreimal das Mantra: „VAM“ vor.

Spüre dem nach.

PAUSE.

Das Thema des Sakral Chakras ist der Fluss der Lebensenergie.

Ebenso die Lebensfreude, die Emotionen, die Lust, die schöpferische Kraft und die Kreativität.

Das Thema Verlangen, Begehren und die Sexualität spiegeln sich hier wieder.

Du kannst Dein Sakral Chakra mit Düften wie Sandelholz, Weihrauch, Vanille oder Myrrhe stärken.

Im Sakral Chakra geht es um Berührungen und um das Schmecken der Welt.

Die Seele möchte das Leben schmecken.

Das Sakral Chakra wird stark durch die Erfahrungen und Erlebnisse im Kleinkindalter geprägt.

Weiter durch die Teenagerzeit.

Neigst Du gerade zu Stimmungsschwankungen?

Dann stärke Dein Sakral Chakra.

Neigst Du zu Blasenentzündungen, Schmerzen im Bereich der Lendenwirbelsäule oder der Hüfte?

Dann könnte es sein, dass Dein Sakral Chakra eine kleine Stärkung benötigt.

Vielleicht bist Du zurzeit auch chronisch müde?

Dann versuche Dein Sakral Chakra zu stärken.

Bitte denke daran, wenn die Symptome schlimmer werden oder Unsicherheit entsteht, rechtzeitig einen Arzt aufzusuchen.

Gehst Du gerne spazieren?

Dann trete in Verbindung mit dem Element Wasser.

Spaziergänge an einem Fluss oder am Meer tun dem Sakral Chakra gut.

Vielleicht schwimmst Du auch gerne?

Diese Bewegung tut Deinem Sakral Chakra auch gut.

Ferner ein ausreichendes Wassertrinken gut über den Tag verteilt.

Nimm auch Kontakt zu Deinem Beckenboden auf.

Lerne ihn kennen und besser verstehen.

Geht es Deiner Körpermitte gut, geht es auch Dir gut.

Es gibt gute Kräftigungsübungen dafür.

Spüre noch einmal in Deinen Körper hinein.

Vielleicht kannst Du Dich jetzt ein bisschen besser verstehen?

Spüre die Lebendigkeit in Dir.

Spüre Deinen Fluss des Lebens.

Senke sanft Dein Kinn und schenke Dir ein inneres Lächeln.

Schenke Deinem Sakral Chakra ein inneres Lächeln.

Vielleicht kannst Du ein sanftes Pulsieren im Sakral Chakra wahrnehmen.

Ich wünsche Dir, dass Du im Einklang mit Deinem Sakral Chakra bist.

Falls es gerade ein wenig durcheinander ist, wünsche ich Dir, wieder in Balance zu kommen.

Lenke Deine Aufmerksamkeit wieder auf Deine Atmung und Deinen Körper.

Bringe wieder eine Atemroutine in Deinen Körper hinein.

Sage Dir in Gedanken dreimal folgende Affirmation vor:

„Ich bin im Fluss des Lebens".

Oder

„Ich fühle mich wohl in meinem Körper".

Oder

„Ich nehme alle Gefühle wahr".

Bringe nun wieder eine sanfte Bewegung in Deinen Körper und komme auf Deinem Platz an.

Nabel Chakra – Bauchgefühl

Finde Dich in einer entspannten und angenehmen Meditationshaltung ein.

Lenke Deine Aufmerksamkeit auf Deinen Körper und in ihn hinein.

Komme in Ruhe an und lasse alle Anspannungen in Deinem Körper los.

Lasse Deinen Atem geschehen.

Er kommt und geht von ganz allein.

Konzentriere Dich auf Deinen Atem und gib Deinem Geist Zeit, zur Ruhe zu kommen.

Der Geist ist vergleichbar mit einem kleinen quengeligen Kind.

Ein Kind, das seine Augen und seine Ohren stets geöffnet hält und überall gleichzeitig sein möchte.

Lasse dem Geist Zeit sich zu sortieren und zur Ruhe zu finden.

Sei und bleibe geduldig.

Es gibt hier keinen Einschaltknopf und es geht los.

Den Geist zur Ruhe zu bringen, dauert seine Zeit und will gelernt sein.

Schließe Deine Augen, um leichter in Dich hineinschauen zu können.

Du wirst so von äußeren Einflüssen weniger abgelenkt.

Lege Deine Hände in einer für Dich entspannten Position ab.

Lenke Deine Aufmerksamkeit in das Nabel Chakra.

Es befindet sich zwischen dem Solarplexus und dem Bauchnabel.

Lenke Deine Aufmerksamkeit nun nach innen.

Begib Dich auf die Reise zum Nabel Chakra.

Es wird auch Manipura genannt.

Dieses Chakra steht für die Gedanken und den Willen.

Hier werden die Informationen verarbeitet.

Hier ist der Sitz Deiner Persönlichkeit.

Wenn Du möchtest, lege gerne Deine Hände auf den Bereich um Deinen Solarplexus.

Fühle, spüre und finde Dich im Nabel Chakra wieder.

Bleibe dabei wertfrei.

Übernimmst Du die Verantwortung in Deinem Leben?

Verantwortung für das, was Du tust, sprichst oder denkst?

Verantwortung Dir selbst oder jemand anderem gegenüber?

Gibst Du die Verantwortung lieber an andere ab?

Bleibe Dir gegenüber ehrlich.

Beobachte und bewerte nicht.

Finde Deine Balance.

Glaubst Du an Dich und Deine Fähigkeiten und Fertigkeiten?

Hast Du ein gutes und starkes Selbstbewusstsein?

Traust Du Dir etwas zu?

Wagst Du einen zweiten oder dritten Versuch?

Schmiedest Du Zukunftspläne?

Hast Du viele neue Ideen?

Soll alles so bleiben wie es ist?

Brauchst Du feste Strukturen für Deine Sicherheit und Deine Ordnung?

Bleibe wertfrei.

Bist Du ein herzlicher oder gar ein großzügiger Mensch?

Oder ging Dir diese Eigenschaft verloren, da Du schon des Öfteren ausgenutzt wurdest?

Dann lasse Dich nicht unterkriegen und dadurch verformen.

Es sind nicht alle Menschen so.

Bist Du eine gute Führungsposition oder wirkst Du gerne aus dem Verborgenen?

Finde Deine Balance.

Schicke Deinen Atem in den Bauchraum.

Mit der Einatmung bewegt sich der Bauch weg von der Wirbelsäule.

Mit der Ausatmung bewegt sich der Bauch zur Wirbelsäule hin.

Schicke nun die Farbe Gelb in Deine Bauchgegend.

Stell Dir vor, Dein Bauchnabel und Dein Solarplexus werden in ein gelbes Sonnenlicht eingehüllt.

Du kannst Dir auch gerne die Form einer Sonne vorstellen.

Die Strahlen der Sonne werden in Deinen ganzen Körper ausgesandt und verteilt.

Jede Zelle Deines Körpers wird versorgt.

Die Farbe Gelb stärkt Dein Chakra und auch Dein Selbstbewusstsein.

Im Nabel Chakra findest Du auch Deine Intuition.

Du kennst es bestimmt unter dem Begriff: „Bauchgefühl".

Das Chakra sorgt auch für Ausgeglichenheit.

Auf der körperlichen Ebene kann es bei einem blockierten Nabel Chakra zu Problemen mit dem Stoffwechsel, der Bauchspeicheldrüse, dem Zwerchfell und der Atmung kommen.

Wenn Du Dir unsicher bist, gilt immer – suche Deinen Arzt auf.

Stelle Dich Deinen Herausforderungen im Leben.

Baue Emotionen, wie Minderwertigkeitskomplexe oder Wut ab.

Lerne Entspannungstechniken kennen und baue vorhandenen Stress in Deinem Leben ab.

Nimm Deinen Lebensweg an.

Nimm Dich an, so wie Du bist.

Auch, wenn Dich gerade die Wechseljahre vor eine große Herausforderung stellen.

Vielleicht magst Du Den Duft von Zimt, Rosmarin, Weihrauch, Melisse oder Sandelholz?

Das könnte Dir guttun.
Sage Dir nun innerlich dreimal das Mantra: „RAM“ vor.

Spüre dem nach.

Sage Dir innerlich folgende Affirmation vor:

„Ich überwinde meine Ängste“

oder

„Es ist okay, Fehler zu machen“

oder

„Ich kann meine Ziele erreichen“.

Verweile hier für einen Moment.

Spüre in Deinen Körper hinein.

Wie geht es Dir?

Wie fühlst Du Dich?

Wenn Dir danach ist, lasse einen tiefen Seufzer entstehen.

Komme wieder ganz bei Dir an.

Herz Chakra – Liebe

Mache es Dir in der Rückenlage bequem.

Lege Dich so hin, dass es Dir gut und immer besser geht.

Lasse Deine Beine locker auseinanderfallen, oder wenn Du sie aufgestellt hast, locker zueinander fallen.

Bei Bedarf lege Dir eine Rolle unter Deine Knie.

Lasse Deinen Atem wie von selbst geschehen.

Atme tief ein und aus.

Lege nun Deine Hände oberhalb des Bauchnabels ab.

Dabei dürfen sich die Fingerspitzen gerne berühren.

Spüre die angenehme Wärme der Hände auf dem Bauch.

Komme ganz bei Dir an.

Schließe gerne Deine Augen, wenn dies nicht schon längst geschehen ist.

Spüre, wie sich das Gefühl der Entspannung immer mehr in Dir und in Deinem Körper ausbreitet.

Es entsteht ein angenehmes Gefühl.

Du fühlst Dich wohl und wohler.

Ich lade Dich nun zu einer kleinen Meditationsreise ein.

Lenke Deine Aufmerksamkeit in das Herz Chakra.

Es befindet sich in der Mitte des Brustbeines auf der Höhe des Herzens.

Lenke Dein Augenmerk nun nach innen.

Begib Dich auf die Reise zum Herz Chakra.

Es wird auch Anahata genannt.

Dieses Chakra steht für die Liebe, das Einfühlungsvermögen, das Mitgefühl und die Vergebung.

Gewissermaßen auch für die Dankbarkeit.

Wenn Du möchtest, lege gerne Deine Hände oder eine Hand auf Dein Herz.

Fühle, spüre und finde Dich im Herz Chakra wieder.

Bleibe dabei wertfrei.

Gehst Du mit Dir liebevoll und achtsam um?

Gehst Du mit Anderen liebevoll und achtsam um?

Gehst Du mit Anderem liebevoll und achtsam um?

Wenn es nicht so ist, welchen Grund gibt es dafür?

Kannst Du an der Situation etwas ändern?

Wer oder was hat Dich so verletzt oder hart wie Stein werden lassen?

Versuche wieder in die Balance zu kommen und lasse es zu, dass Dein Herz wieder heilt und weich wird.

Lasse es zu, dass der Panzer sich um Dein Herz herum wieder öffnen kann.

Hast Du ein gutes Immunsystem?

Wenn nicht, versuche Dein Herz Chakra zu stärken und hole Dir ärztliche Hilfe.

Bist Du ein hilfsbereiter Mensch?

Erwartest Du für Deine Hilfsbereitschaft eine Gegenleistung?

Wenn man etwas gibt, kommt es auf irgendeine Art und Weise wieder zurück.

Vielleicht hast Du diese Erfahrung schon einmal gemacht?

Handle edel und frei.

Sehe Dich als ein Ritter oder als ein Pfadfinder.

Bist Du dankbar für alles, was Dir das Leben schenkt?

Nimmst Du an, was Dir das Leben schenkt, oder haderst Du mit Deinem Schicksal?

Unser Lebensweg ist uns vorbestimmt.

Mal ist er sanft und leicht.

Mal ist er hart und schwer.

Alle kommen wir an unser Ziel.

Schicke nun die Farbe Grün in Dein Herz.

Ummantle Dein Herz mit der Farbe Grün.

Spüre nun in Dein Herz hinein.

Vielleicht wurde Dein Herz Chakra durch Trauer, Angst oder Herzschmerz verletzt?

Versuche Dein Herz zu heilen.

Vermeide dadurch das Entstehen von Krankheiten.

Dein Herzschlag spiegelt Dein Leben wider.

Das Pulsieren findet einmal mit mehr oder weniger Intensität statt.

Vielleicht kann Dir dabei der Duft von Jasmin oder Kardamom helfen?

Eine Chakra-Meditation oder Klangschalen können Dein Herz Chakra unterstützen.

Das Gefühl der Freude und Naturerlebnisse sind ebenfalls sehr hilfreich.

Sage Dir nun innerlich dreimal das Mantra: „YAM" vor.

Spüre die harmonisierende Wirkung dieses Mantras.

Sage Dir nun innerlich dreimal folgende Affirmation vor:

„Ich höre den Klang meines Herzens"

oder

„Ich nehme mein Leben genauso an, wie es kommt"

oder

„Ich bin dankbar".

Spüre dem nach.

Lasse Deine Atemzüge wieder tiefer und intensiver werden.

Spüre die neu entfachte Energie in Dir.

Öffne Deine Augen und nimm alles um Dich herum wieder wahr.

Öffne Dein Herz und lasse die Liebe zu Dir selbst und zu anderen fließen.

Namaste.

Hals Chakra – Worte

Setze oder lege Dich entspannt hin und schließe Deine Augen.

Dehne und strecke Dich, sodass Du Dich auf Deinem Platz wohlfühlst und in Ruhe ankommst.

Atme ein und aus.

Lasse so den Fluss des Atems entstehen.

Komme ganz bei Dir an.

Dein Rücken liegt bequem auf dem Boden, er lehnt an einer Wand oder an einer Stuhllehne.

Du spürst diese Unterstützung, die Dir und Deinem Rücken guttun.

Vielleicht entsteht sogar ein sanftes Wärmegefühl in Deinem Rücken?

Vielleicht empfindest Du es auch als ein sanftes Handauflegen?

Stelle Dir dabei vor, wie jemand sanft seine Hand auf Dich legt.

Es entsteht das Gefühl, beschützt zu werden.

Du fühlst Dich ruhig, gelöst und entspannt.

Lenke Deine Aufmerksamkeit in das Hals Chakra.

Es befindet sich um den Kehlkopf herum.

Lenke Deine Aufmerksamkeit nun nach innen.

Begib Dich auf die Reise zum Hals Chakra.

Es wird auch Vishudda genannt.

Dieses Chakra steht für die Kommunikation.

Kommunikation kann in Form von Sprache, Körpersprache, Gedanken und Wünschen erfolgen.

Es ist auch der Ausdruck der Seele und der Wahrheit.

Fühle, spüre und finde Dich im Hals Chakra wieder.

Bleibe dabei wertfrei.

Wie hört sich Deine Stimme an?

Wie empfindest Du Deine Stimme?

Ist es eine angenehme Stimme?

Fühlt es sich komisch an?

Bleibe wertfrei.

Hört man Dir gerne zu oder kannst Du gut zuhören?

Kannst Du andere mit Deinen Worten fesseln, weil Du so wortgewandt bist?

Fällt es Dir eher schwer die richtigen Worte zu finden?

Das ist manchmal nicht so einfach.

Aber nichts zu sagen, macht es in mancher Situation auch nicht besser.

Bleibe wertfrei und finde die Balance.

Sagst Du immer die Wahrheit?

Neigst Du dazu manchmal zu einer Notlüge zu greifen?

Wie fühlst Du Dich danach?

Gehst Du aufgerichtet durchs Leben oder machst Du Dich lieber klein und unscheinbar?

Bist Du wissenschaftlich oder technisch interessiert oder versiert?

Findest Du Dich hier irgendwo wieder?

Bleibe wertfrei.

Tauche Deinen Kehlkopf nun in ein himmelblaues Licht und spüre dem nach.

Breite dieses Licht in Deinem Rachenraum aus und spüre nach.

Körperlich gesehen kann sich eine Blockade des Chakras im Nackenbereich und in den Schultern bemerkbar machen.

Ferner in den Ohren, in der Nase oder im Mundbereich.

Probleme mit der Schilddrüse wären auch möglich.

Für ein blockiertes Hals Chakra ist alles gut, was die Stimme erklingen lässt.

Gesang und Gespräche wirken heilsam für das Hals Chakra.

Vielleicht singst Du auch wie ich gerne beim Autofahren?

Singen ist eine sehr gute Medizin.

Es sagt ja keiner, dass man immer die richtigen Töne finden muss.

Als Düfte können Sandelholz, Weihrauch, Lavendel und Salbei unterstützend helfen.

Führe gute Gespräche mit anderen, die sich ebenfalls mit den Wechseljahren auseinandersetzen.

Das tut euch Beiden gut.

Wie wäre es mit einem Gesangsduett?

Sage Dir nun innerlich dreimal das Mantra: „HAM“ vor.

Spüre dem nach.

Spüre in das Zentrum der Sprache hinein.

Vielleicht nimmst Du ein sanftes Vibrieren wahr?

Sage Dir nun dreimal im Stillen folgende Affirmation vor:

„Aus meinem Herzen spricht die Wahrheit“

oder

„Ich vertraue meiner Intuition“

oder

„Ich finde die passenden Wörter“.

Lenke Deine Aufmerksamkeit auf Deinen Körper zurück.

Fühle der Stärkung des Hals Chakras nach.

Intensiviere Deine Atemzüge und spüre, wie die Luft durch Dein Hals Chakra strömt.

Lasse Schwingungen in Deinem ganzen Körper entstehen und bewege Dich in der Form wieder, die Dir jetzt guttut.

Öffne Deine Augen und komme wieder auf Deinem Platz an.

Stirn Chakra – Gedanken

Mache es Dir bequem.

Lege oder setze Dich so hin, dass es Dir gut und immer besser geht.

Stelle Dir vor, Du bist in eine Decke eingehüllt.

Vielleicht liegt Deine Kuscheldecke griffbereit neben Dir, denn sie gibt Dir ein Gefühl der Geborgenheit und Wärme.

Du kannst so leichter loslassen und das Entspannungsgefühl kann sich leichter einstellen.

Dein Atem geht ruhig und gleichmäßig, so wie es der Körper vorsieht.

Lenke Deine Aufmerksamkeit in das Stirn Chakra.

Es befindet sich zwischen Deinen Augenbrauen.

Es liegt mittig zwischen dem Kronenchakra und dem Hals Chakra.

Man sagt auch „Drittes Auge“ dazu.

Lenke Deine Aufmerksamkeit nun nach innen.

Begib Dich auf die Reise zum Stirn Chakra.

Es wird auch Ajna genannt.

Dieses Chakra lenkt Deine Intuition und Deinen Halt im Leben.

Es verbindet Dich mit Deiner Seele.

Es öffnet Deine Seele und Deinen Geist.

Fühle, spüre und finde Dich im Stirn Chakra wieder.

Bleibe dabei wertfrei.

Bist Du im Leben ruhig und besonnen?

Fällt Dir das leicht?

Hast Du ein gutes Gedächtnis oder fällt es Dir schwer, Dir etwas zu merken?

Kannst Du Dir etwas gut vorstellen?

Hast Du eine blühende Fantasie?

Nimmst Du Visionen wahr oder denkst Du das ist alles Humbug?

Bist Du spirituell oder kannst Du damit nichts anfangen?

Magst Du die Philosophie oder ist das für Dich eine sogenannte schwere Kost?

Bleibe wertfrei.

Tauche nun die Stirn in ein dunkles Violett.

Gerne kannst Du Dir auch die Farbe Indigoblau vorstellen.

Verteile dieses Licht um die Stirn.

Nimm Deinen sechsten Sinn wahr.

Kommuniziere mit Deiner Seele.

Hast Du eine blühende Fantasie?

Manche Menschen haben telepathische Fähigkeiten.

Sie haben einen Zugang zu einer höheren Intuition.

Das Stirn Chakra ist mit unseren Augen verbunden.

Der Sehweg im Gehirn reguliert den Schlaf.

Er bestimmt die Körperuhr und den Biorhythmus.

Vielleicht hast Du gerade Probleme damit?

Dann stärke Dein Stirn Chakra.

Neigst Du zu Kopfschmerzen oder Migräneanfällen?

Augenleiden, Ohrenleiden oder Nebenhöhlenentzündungen?

Dann stärke ergänzend zu einem Arztbesuch auch Dein Stirn Chakra.

Unterstütze Dich durch Traumreisen oder bildliches Denken.

Der Duft von Zitronengras, Veilchen, Weihrauch oder Basilikum kann Dir auch hilfreich zur Seite stehen.

Sage Dir innerlich dreimal das Mantra: „OM“ vor.

Spüre dem nach.

Lenke Deine Aufmerksamkeit auf das „Dritte Auge“ und wirf einen Blick nach innen.

Versuche Deinen Geist zur Ruhe zu bringen.

Sage Dir innerlich dreimal folgende Affirmation vor:

„Ich vertraue meinem inneren Lehrer“

oder

„Meine Gedanken sind friedvoller Natur“

oder

„Ich vertraue darauf, dass ich weiß, was gut für mich ist“.

Spüre dem nach.

Spüre noch einmal in Deinen Körper hinein.

Spüre noch einmal in die Farbe Violett oder Indigoblau hinein.

Lasse nun die Farbe aus Deinem Körper abfließen.

Bringe wieder eine sanfte Bewegung in Deinen Körper.

Dehne und strecke Dich und komme wieder über Deine Lieblingsseite zum Sitzen zurück.

Öffne langsam wieder Deine Augen.

Vertraue Deiner Intuition.

Kronen Chakra – Meditation

Finde Deine Position, in der Du gut verweilen kannst.

Liegend, sitzend oder auch angelehnt auf einem Stuhl.

Mache es Dir so bequem und so angenehm wie möglich.

Wenn Du angekommen bist, schließe gerne Deine Augen.

Innere Bilder können so leichter vor Deinem geistigen Auge erscheinen und entstehen.

Du darfst die Augen auch gerne geöffnet lassen und den Blick sanft nach unten senken.

Es ist Deine Wohlfühlposition für die Zeit der Meditation.

Lenke Deine Aufmerksamkeit in das Kronen Chakra.

Es befindet sich über Deinem Scheitelpunkt in Deiner Aura.

Es verbindet Dich mit dem Göttlichen.

Lenke Deine Aufmerksamkeit nun nach innen.

Begib Dich auf die Reise zum Kronen Chakra.

Es wird auch Sahasrara genannt.

Fühle, spüre und finde Dich im Kronen Chakra wieder.

Es ermöglicht Dir die Verbindung zu Dir selbst.

Es ermöglicht Dir eine Verbindung zu Deinem Bewusstsein und zu Deinen Visionen.

Bleibe wertfrei.

Findest Du Dich in sanften Bewegungen wieder?

Sei es im Yoga, Qi Gong oder Tanz?

Tut Dir das gut?

Hast Du ein gutes Rhythmusgefühl und liebst die Musik?

Bist Du ein entspannter Mensch oder hetzt Du von einem Termin zum anderen hin und her?

Hast Du eine magische Anziehungskraft, der keiner entfliehen kann?

Kannst Du in Stille und Ruhe verweilen?

Beobachte und bewerte nicht.

Tauche Deine Aura nun in ein weißes Licht und spüre nach.

Möchtest Du lieber die Farbe Gold verwenden, dann mache das gerne.

Anstatt Deiner Aura kannst Du Dir auch einen Schutzmantel in der Farbe Weiß oder in der Farbe Gold vorstellen.

Lasse nun das helle Licht über Deine Kopfkrone hinab, entlang Deiner Wirbelsäule fließen.

Am Steißbein angekommen taucht es in die Erde ein und fließt weg.

Der Kreislauf beginnt von Neuem.

Fühle diese Kraft und Energie, die Dich nährt.

Körperliche Blockaden wären Nervenleiden, für die ein Arzt aufgesucht werden muss.

Wenn Du in einer sogenannten „Midlifecrisis“ steckst, versuche Dein Kronen Chakra zu stärken.

Nimm die Veränderungen in den Wechseljahren an und blicke positiv nach vorne.

Hilfreich sind hierfür Meditationen oder Gebete.

Der Duft von Weihrauch, Sandelholz oder Myrrhe kann Dich dabei unterstützen.

Sage Dir innerlich dreimal das Mantra: „AUM“ oder „OM“ vor.

Spüre dem nach.

Verabschiede Dich von dem Schutzmantel oder der Aura und sage Dir dreimal folgende Affirmation vor:

„Ich vertraue meinem Leben“

oder

„Es hat alles seinen Sinn“

oder

„Ich werde geliebt“.

Spüre nach.

Nimm Deine Aura oder Deinen Schutzmantel noch einmal wahr.

Es ist ein schönes Gefühl.

Du bist gestärkt und möchtest Dich gerne wieder bewegen.

Nimm diesen Impuls auf.

Öffne langsam wieder Deine Augen.

Namaste.

Spaziergang am Wasser

Ich lade Dich ein, Dir es an Deinem Lieblingsplatz bequem zu machen.

Du weißt am besten, was gut für Dich ist.

Wenn Du so weit bist, schließe Deine Augen.

Innere Bilder können so leichter vor Deinem geistigen Auge entstehen und äußere Einflüsse können leichter ausgeblendet werden.

Ich möchte Dich heute gerne auf eine Fantasiereise einladen.

Unser Ziel ist ein Strandkorb an der Ost- oder Nordsee.

Mache es Dir in Deinem Strandkorb bequem.

Wie sieht Dein Strandkorb aus?

Ist er so groß, dass zwei Personen darin Platz finden?

Oder steht er für Dich allein, für Dich bereit?

Da es im hohen Norden schon etwas kühler sein kann, liegt im Bedarfsfall eine Decke für Dich bereit.

Vielleicht findest Du die Kühle heute aber auch angenehm?

Mache es Dir gemütlich.

Komme sanft bei Dir an.

Atme ruhig und gleichmäßig ein und aus.

Spüre Deinen friedvollen Atem.

Du fühlst Dich in Deinem Strandkorb immer wohler.

Du blickst hinaus auf den Sandstrand.

Vielleicht hast Du Deine Schuhe ausgezogen und vergräbst Deine Füße im warmen Sand.

Du bewegst Deine Zehen und vielleicht kitzelt Dich der Sand zwischen Deinen Zehen.

Der Sand gibt seine Wärme an Dich ab.

Du spürst, wie die Wärme an Deinen Füßen beginnt Stück für Stück nach oben in Deinen Körper zu wandern.

Du genießt diese Wärme, die sich in Deinem Körperinneren ausbreitet.

Dir steigt der Duft der salzigen Seeluft in die Nase.

Es fühlt sich gut an und es hat eine reinigende Wirkung.

Du fühlst Dich wohl.

Du hörst die Wellen rauschen und blickst hinaus in den Horizont.

Du siehst, wie die Sonne langsam untergeht.

Welche Farbe hat die Sonne?

Strahlt sie noch in einem kräftigen Gelb oder verändert sie sich schon ein wenig ins Rötliche hinein?

Welche Farbe hat der Himmel?

Du siehst die Sonne erst noch über der See stehen und beobachtest, wie sie am Horizont immer kleiner wird und schließlich ganz verschwindet und untergeht.

Es ist ein wunderschönes Bild.

Es wirkt beruhigend und harmonisierend auf Dich.

Du könntest es auch auf Dein Leben übertragen.

Die Bewegung der Wellen.

Ein ständiges Auf und ein Ab.

Dem Sonnenaufgang folgt der Sonnenuntergang.

Dein Atem geht ruhig und gleichmäßig.

Du fühlst Dich ruhig, gelöst und entspannt.

Die Sonne ist untergegangen und es wird Zeit, Dich von Deinem Strandkorb zu verabschieden.

Mit diesem Ausflug konntest Du auch Deinen Chakren etwas Gutes tun.

Kannst Du es spüren?

Lenke Deine Aufmerksamkeit wieder auf Dich und Deinen Körper.

Intensiviere Deine Atemzüge und komme wieder in den Moment zurück.

Dankbarkeit

Du befindest Dich an einem Ort, an dem Du gut entspannen kannst.

Du machst es Dir im Sitzen oder in der Rückenlage bequem.

Mit jedem Atemzug wirst Du immer leiser und immer ruhiger.

Lenke Deinen Fokus nach innen.

Lasse Deinen Atem geschehen.

Lasse Deine Gedanken vorbeiziehen, wie die Wolken am Himmel.

Lasse Geräusche vorbeiziehen, wie die Wolken am Himmel.

Ich würde mich freuen, wenn Du mich auf meine kleine Reise begleitest.

Stelle Dir nun vor, Du befindest Dich in einer wunderschönen Naturlandschaft, die auch Heidelandschaft genannt wird.

Viele Wege führen durch die Heide.

Es ist die Zeit der Heideblüte.

Die Heide erstrahlt in der Farbe Lila.

Unzählige lilafarbene Erikastöcke säumen Deinen Weg.

Lasse nun vor Deinem inneren Auge dieses Landschaftsbild entstehen.

PAUSE

Es ist Spätsommer und die Sonne schickt noch immer ihre wärmenden Strahlen auf die Erde.

Kleine Wolken ziehen am Himmel vorbei.

Du entscheidest Dich für einen ausgeschilderten Rundgang durch die Heidelandschaft.

Er führt Dich durch das Naturschutzgebiet.

Du entdeckst auch einen dunkelgrünen Wacholder auf Deinem Weg.

Du schaust in die Ferne und entdeckst einen Schäfer mit seiner Schafherde.

Friedlich grasen die Schafe auf der Weide.

Du entdeckst eine Gruppe von Kindern.

Eine Schulklasse macht einen Ausflug und Du hörst, wie der Schäfer ihnen von seiner Arbeit erzählt.

Gebannt hören die Kinder ihm zu.

Kannst Du Dir vorstellen diesen Beruf auszuüben?

Es ist ein schönes Bild.

Dein Weg führt Dich weiter über eine kleine Brücke.

Weiter geht es über ein paar Holzplanken.

Darunter befindet sich etwas Wasser.

Es sieht wie ein kleines Moor aus.

Ziersträucher und Gräser säumen den Weg des Moores.

Das Moor ist die Heimat vieler Insekten.

Du entdeckst bunte Schmetterlinge und verschiedene Insekten.

Halte kurz inne und schaue Dich in der Umgebung um.

Nimm aufmerksam wahr.

Du gehst weiter.

Dir kommen andere Spaziergänger entgegen.

Auch sie genießen die Bewegung in der Natur.

Ihr grüßt euch und ihr geht lächelnd aneinander vorbei.

Du gehst weiter und kommst zu einer kleinen Erhebung.

Von dieser Anhöhe hast Du einen guten Aussichtspunkt über die Heidelandschaft.

Da entdeckst Du eine Art Bühne vor Dir.

Sie liegt neben einem kleinen Waldstück.

Du machst Dich auf den Weg dorthin.

Dort sind viele Bänke aufgestellt.

Da entdeckst Du ein Plakat.

Am Wochenende wird die Heidekönigin gewählt und es findet dazu ein Theaterstück statt.

Das wäre bestimmt schön anzuschauen.

Genieße einen Augenblick die Ruhe dieses Ortes.

Vielleicht entsteht vor Deinem geistigen Auge Dein eigenes Theaterstück?

Deine eigene Geschichte.

Atme einmal tief ein und aus.

Du gehst weiter.

Hundebesitzer gehen mit ihren Hunden Gassi.

Sie achten darauf, dass die Hunde nicht den Weg verlassen.

Die klare und frische Luft tut Dir gut.

Nimm nun bewusst Deinen Atem wahr.

Du entdeckst eine Art Liegestuhl aus Holz vor Dir.

Du machst Dich dorthin auf den Weg, um eine kurze Pause einzulegen.

Du kommst im Liegestuhl an und schließt Deine Augen.

Du genießt die Ruhe und die warmen Sonnenstrahlen.

Es fühlt sich an wie ein zärtliches Streicheln.

Verweile hier für einen Moment.

PAUSE.

Du gehst wieder ein Stück weiter und vor Dir eröffnet sich eine Landschaft aus verschiedenen Bäumen.

Du gehst darauf zu und entdeckst die Vielfalt der Blätter.

Die Natur hat sich hier etwas ganz Besonderes ausgedacht.

Lasse die Bilder und Eindrücke auf Dich wirken.

PAUSE

Du gehst wieder weiter.

Du kommst an eine Stelle, an der Heidekränze verkauft werden.

Daneben steht ein großes Sparschwein mit der Bitte um eine Spende für die Erhaltung des Naturschutzgebietes.

Du holst ein paar Münzen aus Deinem Geldbeutel und wirfst die Münzen hinein.

Du bist dankbar dafür, dass Menschen diesen Ort hegen und pflegen.

Du gehst ein Stück weiter und entdeckst einen Steinhaufen.

Du gehst darauf zu und schaust ihn Dir an.

Daneben steht ein Schild.

Darauf steht geschrieben: „Ort der Dankbarkeit."

In einer Kiste liegen Steine bereit.

Wenn Du für etwas dankbar bist, kannst Du am Steinhaufen weiterbauen.

Du spürst in Dich hinein.

Es gibt viele Möglichkeiten dankbar zu sein.

Gesundheit, Familie, Wohnung, Arbeit, Erlebnisse, Freunde, Nettigkeiten, eine Umarmung, ein Lächeln.

Um nur Einige zu nennen.

Wenn Du etwas in Deinem Inneren gefunden hast, nimm symbolisch einen Stein aus der Kiste und lege ihn zu den anderen Steinen dazu.

Steine der Dankbarkeit.

Lasse Dir dabei Zeit.

Lasse Gefühle und Gedanken kommen und gehen.

Spüre nun in Dich hinein.

Wie fühlst Du Dich jetzt?

Dankbarkeit ist wie eine Art Liebeserklärung an Dich und an das Leben.

Dankbar zu sein auch für die kleinen Dinge im Leben.

Dankbar zu sein für glückliche Momente im Leben.

Dankbar zu sein, so zu sein wie man ist.

Dankbar zu sein, leben zu dürfen.

Denn Du bist willkommen, als der Mensch, der Du bist.

PAUSE.

Es wird Zeit von unserer Reise wieder zurückzukehren.

Spaziere wieder aus der Heidelandschaft heraus und komme auf Deinem Platz an.

Lasse Deine Atemzüge wieder tiefer und intensiver werden.

Öffne wieder die Augen.

Fühle Dich erfrischt und angenommen, so wie Du bist.

Was sehe ich denn da ganz bei Dir in der Nähe?

Da liegt ja ein kleiner Kieselstein neben Dir.

Ich bin mir sicher, Du kannst ihn sehen.

Er soll Dir sagen:

„Ich bin dankbar, dass Du mich auf diese Reise begleitet hast."

Trauer

Ich habe lange überlegt, ob ich diese Geschichte mit in dieses Buch nehmen soll. Nachdem Trauer nach wie vor ein Tabuthema ist und viel unausgesprochen bleibt, hoffe ich, Dir tut die Geschichte gut. Du kannst sie ja auch auslassen. Mir hilft es, die Trauer um meinen Sohn zu verarbeiten.

Mache es Dir nun so bequem wie möglich.

Lege Dich so hin, dass es Dir gut und immer besser geht.

Schließe Deine Augen, um ganz bei Dir bleiben zu können.

Begleite mich gedanklich auf eine Reise zu einem kleinen See.

Dieser See wird auch „Himmelblauer See“ genannt.

Es ist ein schöner Sommertag und Du spazierst los.

Ein sanfter Wind weht und streicht Dir sanft durch Dein Haar.

Du fühlst Dich wohl und bist eins mit der Natur.

Du gehst auf einem Damm, neben einem kleinen Fluss, entlang.

Du fühlst Dich unbeschwert und frei.

Du fühlst Dich frei, wie die Vögel am Himmel.

Schaue Dich einmal um.

Was siehst Du alles?

Ein Fluss schlängelt sich durch das Flussbett.

Verschiedene Gräser wachsen am Weg entlang.

Du marschierst weiter und siehst eine Schwanenfamilie im Wasser.

Ein paar Enten watscheln umher.

Du kommst an einer Abzweigung vorbei und wählst den Weg in den Wald.

Vor Dir taucht der „Himmelblaue See“ auf.

Du bleibst stehen und lässt das Bild auf Dich wirken.

Es ist ein ganz besonderer See.

In der Mitte siehst Du eine kleine Insel.

Auf dieser Insel steht ein großer Baum.

Es ist ein sehr alter Baum.

Er wirkt fast mystisch.

Du betrachtest diesen Baum.

Da siehst Du eine Bank und nimmst darauf Platz.

Dein Blick geht weiter zu dem Baum.

Du hast das Gefühl, dass dieser Baum Dich ansieht.

Du schließt Deine Augen.

Du spürst die Wärme der Sonne auf Deiner Haut.

Du fühlst Dich vollkommen wohl.

Du fühlst Dich mit diesem Ort verbunden.

Dieser Baum ist ein ganz besonderer Baum.

Um diesen Baum herum befindet sich ein Steinkreis.

In diesen Steinen befinden sich Partikel von Metall.

Dieser Baum steht für Beständigkeit, genauso wie Metall.

Dieser Baum hat auch eine besondere Gabe.

Er kann zuhören.

Stelle Dir nun einen lieben Menschen vor.

Einen lieben Menschen, der uns schon in den Himmel vorausgegangen ist.

Nimm Dir dafür Zeit.

Gedanken kommen und Gedanken gehen.

Lasse Deinen Gedanken und Deinen Gefühlen freien Lauf.

Der Baum ist geduldig und hört Dir zu.

Die Zweige des Baumes beschützen Dich und spenden Dir Trost.

Ein Gefühl, das bei einer liebevollen Umarmung entsteht.

Lasse Deine Emotionen zu.

Es ist in Ordnung, wenn ein paar Tränen fließen.

An diesem Ort ist alles erlaubt.

Spüre, wie das Gefühl der Erleichterung sich in Dir breit macht.

Die Erleichterung darüber, dass Du ausgesprochen hast, was Du schon immer sagen wolltest und nicht konntest.

Heute, an diesem „Himmelblauen See“, hast Du es geschafft.

Vielleicht ist Dir danach, einen Seufzer von Dir zu geben.

Dann tu es.

Nimm nun ein paar tiefe Atemzüge.

Bedanke Dich bei dem Baum und blicke in den Himmel hinauf.

Ich bin mir sicher, Deine Worte sind dort angekommen.

Alles ist gut.

Alles ist friedlich.

Du fühlst Dich gut.

Es ist gut, einmal alles ausgesprochen zu haben.

Du betrachtest den Baum und hast das Gefühl, dass er Dir zulächelt.

Du schaust auf den Boden und entdeckst einen kleinen Kieselstein auf Deinem Schuh.

Woher kommt dieser Stein?

Dieser Stein ist ganz warm und glänzt wie ein Metallstück.

Du hebst ihn auf und nimmst ihn als Erinnerung mit.

Er gibt Dir Kraft und Zuversicht.

Du kannst diesem Stein zu Hause alles anvertrauen was Du möchtest und seine Stärke geht auf Dich über.

Der Stein erinnert Dich an den Baum.

Mache Dich nun auf den Nachhauseweg.

Du schaust Dich noch einmal um.

Es ist ein wunderschöner Ort.

Ein Ort der Ruhe.

Du verabschiedest Dich von dem Baum und dem See.

Lenke Deine Aufmerksamkeit wieder auf Deine Atmung und auf Deinen Körper.

Öffne die Augen und bewege Dich, um wieder wach zu werden.

Vielleicht findest Du einmal diesen „Himmelblauen See“.

Bis dahin, hilft Dir der Stein.

Vorausgegangene Menschen werden immer einen Platz in unserem Herzen haben.

(Gewidmet meinem Sohn Georg – in liebevoller Erinnerung)

Danksagung

Ich möchte mich gerne bei meinem Verlag für die Idee zu diesem Buch bedanken. Ferner für alle Unterstützung, die mir immer zuteil wird. Ferner bei meiner treuen Korrekturleserin Sonja Esser.

Kontakt zur Autorin

Petra Silberbauer

ps.in.balance@web.de

YouTube Kanal:

Petra Balance

Homepage:

www.petrasilberbauer.de

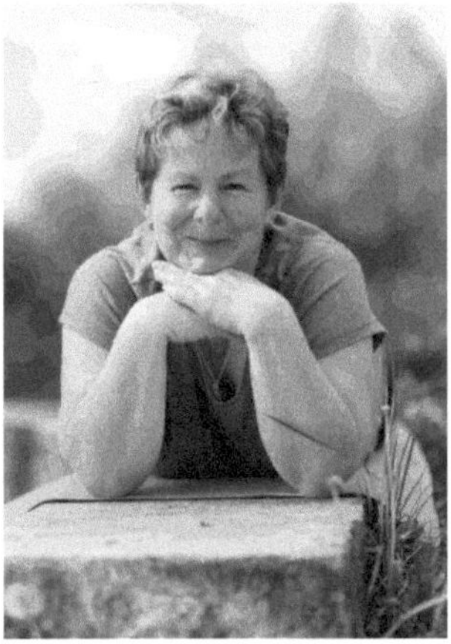

Mein Name ist Petra Silberbauer. Ich bin seit über 20 Jahren Trainerin in Sportvereinen und im Fitnessstudio. Nebenbei bin ich Ausbilderin und Referentin für den BTV, BLSV und BVS in München.

Das Thema Entspannung liegt mir sehr am Herzen.

Ich wurde gebeten, ein Buch für die Wechseljahre zu schreiben. Dieser Aufforderung komme ich gerne nach, nachdem ich mich gerade selber in dieser Phase des Lebens befinde.

Ich hoffe, ich habe die richtigen Worte gefunden.

FSC
www.fsc.org
MIX
Papier | Fördert gute Waldnutzung
FSC® C083411

Kolibri 360 GmbH
Ferdinand-Jühlke-Straße 7
99095 Erfurt, Deutschland
produktsicherheit@kolibri360.de

Druck:
CPI Druckdienstleistungen GmbH
im Auftrag der
Kolibri 360 GmbH
Ferdinand-Jühlke-Str. 7
99095 Erfurt